LOTを知る

考え方とその実践

加治初彦・著

クインテッセンス出版株式会社　2025

QUINTESSENCE PUBLISHING

Berlin | Chicago | Tokyo
Barcelona | London | Milan | Paris | Prague | Seoul | Warsaw
Beijing | Istanbul | Sao Paulo | Sydney | Zagreb

緒言

LOTという言葉が公式に登場したのは1996年である．逆にいうと，1996年まではLOTという言葉はほぼ使われていなかった．「部分矯正」，「限局矯正」は当然臨床にもともと存在する分野であるが，日本ではMTMという言葉で括られることが多く，また英語圏ではリミテッドトリートメントなどと呼ばれることも多かった．

LOTは，COT（全顎矯正）に対応する矯正のジャンルとして提唱された言葉であるが，GP（一般臨床医）と矯正専門医を経験した当時の筆者にとって，臨床での新しい領域を気づかせてくれる言葉ともなった．一般的に，社会のなかで潜在的に存在している何かの問題が顕在化したとき，それは新しい言葉として登場し，人びとに気づきを与えてくれる．最近の事例では，たとえば「ヤングケアラー」という言葉がある．これは，18歳以下のおもに学生が家族の介護に時間を取られ，本来の学業に支障をきたしているということが問題とされている．もちろん，親や兄弟が病気などで勉強を続けながら家事や介護の手伝いをしている人は昔からいた．しかし，少子高齢化が進んでヤングケアラーの実数が増え，問題が顕在化してきたということが言葉の登場の背景にあると思われる．逆に，その言葉が登場することにより，多くの人がその問題を認知し，そして問題に対して取り組むという意識も上がってくる．

筆者はGPの臨床をしながら矯正を学んできた環境のなかで，MTMという言葉では括りきれない，COTではない「限局矯正」の分野があることを経験してきた．LOTという新しい言葉の登場は，まさにそのような"気づき"の感覚を鮮明にもたらしてくれた．それ以来，AAO（American Association of Orthodontists）が提唱したということもあり，「部分矯正」，「限局矯正」を「LOT」という言葉で積極的に発信を続けてきた．詳しくは本文で解説させていただくが，中高年以降で口腔内の残存歯をすべて動かすような限局矯正は確実に昔から存在している．現在では少子高齢化が進み，これは潜在的に大きな患者ニーズがある分野となっている．「LOT」は，まさにこの領域を照らしだし，この臨床の分野をわれわれに気づかせてくれる言葉だともいえる．

残念ながら，今のところ多くの臨床家にとって矯正は多少距離感があり，LOTに積極的に取り組んでいるGPはいまだ少数派だといえる．しかし，補綴やペリオ，インプラントをルーティンで行うGPにとって，LOTを実装することは，その臨床のなかでの1つの到達点になると思われる．

歯科臨床の潜在的ニーズに応える意味からも，本書がLOTに取り組むきっかけになってくれると嬉しい．

2025年4月

加治初彦

著者紹介
加治初彦

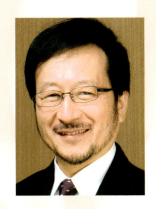

● 経歴

1983年	九州歯科大学卒業
1986年	ウェストバージニア大学 大学院卒業 Master of Science
1989年	東京歯科大学 矯正科研修コース
1992年	東京歯科大学非常勤講師（2001年まで）
同　年	東京都千代田区にて加治歯科矯正医院開業（成人矯正専門）
1998年	東京都渋谷区にて同分院開業

1997年より藤本研修会矯正コースディレクター

● おもな論文

・Atlas of the TMJ Anatomy. Chicago：Quintessence Publishing Co, 1990（共訳）
・CMDのガイドライン．上下．東京：クインテッセンス出版，1991（共訳）
・部分矯正を知る．the Quintessence；2000：1〜12.
・矯正治療とTMDの関係について．別冊the Quintessence／臨床家のための矯正YEARBOOK 2000．東京：クインテッセンス出版，2000：188-95.
・歯科衛生士のための矯正学．歯科衛生士；2003：4
・下顎前歯部の3 -incisorでのアプローチのための鑑別診断．the Quintessence；2005：9〜10.
・一般臨床家のためのLOTの臨床．the Quintessence；2006：7〜12.
・部分矯正とインプラント．歯界展望；2008：2.
・矯正治療において付与する咬合のポイント．デンタルダイヤモンド；2008：9.
・GP-矯正連携の現状を考える．the Quintessence；2009：2〜6.
・超高齢社会における矯正治療の位置づけ．the Quintessence；2011：6〜10.
その他

LOTを知る　考え方とその実践　CONTENTS

2　緒言

3　著者紹介

6　第1章
LOTを日常臨床で生かすには

12　第2章
臨床で骨格系を診断するには

20　第3章
LOTでのセファロの応用を考える（その1）

27　第4章
LOTでのセファロの応用を考える（その2）

34　第5章
LOTの診断を考える（その1）

39　第6章
LOTの診断を考える（その2）

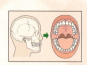

45　第7章
LOTの診断を考える（その3）

52 第8章
LOTのメカニクスを考える

57 第9章
LOTのメカニクスを考える— FPAとUAの適用

64 第10章
**LOTのメカニクスを考える
—ボンディングとワイヤーベンディング**

72 第11回
LOTとTMD

82 第12章
LOTとペリオ

94 第13章
LOTとインプラント，TAD

108 第14章
LOTとアライナー

118 最後に

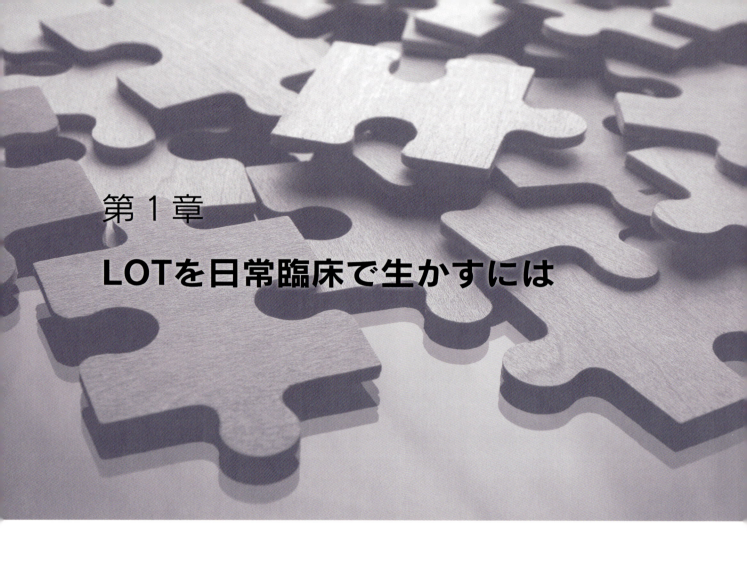

第1章
LOTを日常臨床で生かすには

はじめに

　歯学部を卒業するまでに，矯正学をカリキュラムのなかで学ばなかった者はいないはずである．それにもかかわらず，いったんGeneral Practitioner（GP）として臨床の現場にかかわるようになると，矯正における診断学とその実践である歯牙移動は，積極的に活用されているとはいいがたい．GPとして開業するということは，いいかえれば，抜歯やエンド，ペリオ，補綴などについて，それなりのサービスを提供するということである．しかし，矯正に関しては必ずしもそれを臨床の現場に取り入れなくても，今のところ，大きな支障はないのかもしれない．

　現在の学部のカリキュラムは，卒業して矯正の理論と技術をすぐに実践できることを期待してつくられているわけではない．筆者も，かつては1人のGPとして日々忙しい臨床のなかで，とくに矯正のニーズを考えることなく毎日を過ごしていた．矯正のスキルを切実に必要であると感じたのは，その後，米国でTemporomandibular Disorders（TMD）を研究する機会があって，スプリントで得られた顎位を補綴治療で再現するような場面にたびたび遭遇したからである．今ではあまり考えられないが，当時（1980年代半ば）は，新しい顎位で臼歯部を安定して咬ませるために天然歯を何本も形成し，インレーやアンレー，クラウンを入れていた．もし歯を挺出させて咬合を安定化できれば，天然歯を削合しなくて済むのではないかと単純に考えたのが，矯正を勉強してみようと思ったきっかけである．

　その後，GPとして働きながらフルタイムで矯正の教室へ通うようになり，結局TMDの治療手段としての矯正は，適用が非常に限られるということが

第1章　LOTを日常臨床で生かすには

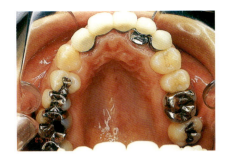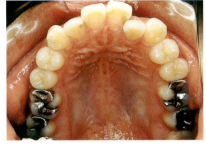

図1　口蓋側転位した側切歯は根面板を入れられている．
図2　片側性の犬歯低位口蓋側転位．

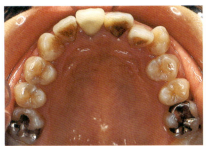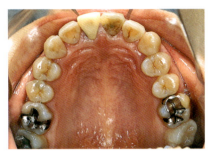

図3a, b　上顎前歯マイナークラウディングの除去．

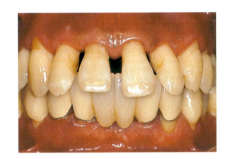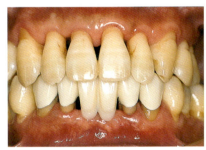

図4a, b　上顎前歯フレアリングの改善．

わかった．反面，1人のGPとして矯正の診断と実践を学ぶにつれて，臨床の幅が大きく拡がってくることを体験できた．具体的には，いくつかの問題を抱えた1人の患者の口腔内に対して，新たに矯正の視点からの診断が理解できるようになり，さらに部分的歯牙移動の実践ができるようになったということである．

1．LOTは誰が行うのか

図1は，過日，来院した患者（32歳）である．主訴は前歯部ブリッジの審美障害であるが，口蓋側に転位した側切歯は歯根のみ残されて，その上をポンティックが通過している．おそらく，ブリッジが入る前の患者の前歯部は，図2に示すような片側性の犬歯の低位口蓋側転位であったと推測される．

骨格的にも叢生が生じやすい日本人では，永久歯交代期に最後に萌出する犬歯のスペース不足から，側切歯を舌（口蓋）側へより押し込んでしまうことが多い．このようなケースで上顎前歯部の補綴を強いられた前医は，頭を悩ませたに違いない．抜歯という手段はGPとして行いたくない．結果として，抜髄後，根面板として残存させ，同部はポンティックとして処理したというところであろう．また，犬歯も唇側に転位しているため，便宜抜髄は避けられず，支台としても歯根歯軸と補綴した歯冠歯軸とが一致しないために安定感を欠いてしまう．反面，もしこのような前歯部のマイナークラウディングに対して，部分的歯牙移動の後に補綴を行えば，治療のクオリティが上がることは疑いの余地がない（図3a, b）．

図4a, bのように臨床でよくみられる臼歯部咬合が崩壊して上顎前歯部がフレアリングを起こしてい

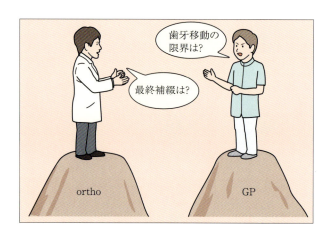

図5　GPと矯正専門医の隔たり？

表1　不正咬合の疫学.

1）USPHS（米国）による疫学調査（対象：約8,000名）[1,2]

TPI score*	Age 6〜11 white	black	age12〜17 white	black
0 (near-ideal occlusion)	22.9	33.1	10.5	14.7
1〜3 (mild malocclusion)	39.7	35.0	34.6	36.9
4〜6 (moderate malocclusion)	23.7	15.0	25.7	21.0
6 (severe or very severe)	13.7	16.9	29.2	27.4

2）須佐美らによる調査（対象：12,096名）[3]
　不正：6,003名（49.6％）　個々の歯に限局される異常は対象外

＊：TPIはTreatment Priority Index（治療優先指数を示す）.

るケースなどでも，部分的歯牙移動は，治療を進めていくうえで大きな武器になるに違いない．このようなケースでは，ペリオの治療→歯牙移動→補綴修復という経過で一口腔の治療が完結するが，一連の作業で矯正に費やすエネルギーは，感覚的にはせいぜい2割程度ではないだろうか．しかし，矯正の治療結果に対する貢献度は，その割合よりもはるかに高い．専門医制度がしっかり確立されていない今の日本の現状で，このような部分的歯牙移動はいったい誰が行うべきであろうか．

ペリオの問題が解決したら，矯正専門医に送るのも1つの方法かもしれない．しかし，誤解を恐れずにいえば，全顎的治療が日常となっている矯正専門医は，部分治療に関してはむしろ苦手意識がある．さらに現行の専門医の養成システムでは，大学卒業後すぐに矯正の医局に残って専門となっていることが多く，ペリオの治療や最終補綴についてのイメージがどうしても湧きにくい．反面，GPは矯正について関心がないか，あってもその診断や歯牙移動の

メカニズムがはっきりしないという場合が多い．両者の間には，深刻なコミュニケーションギャップがあるのかもしれない（図5）．

ここで，一般的に不正咬合といわれる人びとがどのくらいの割合で存在するかをみてみたい．少し古い統計であるが，対象人数が多い米国と日本の調査を表1に示す．咬合について不正と正常の線引きは難しいが，ひいき目にみても人口の半数以上に何らかの問題があるといって差し支えないのかもしれない．う蝕やペリオの問題を抱えてGPを受診している患者の少なからずは，その背景に歯列や咬合の不正をもっているといってよい．

図3，4に示したような患者に毎日対峙しなければならない現状を考えると，部分矯正治療に対して責任を負うべきなのはやはりGPであろう．その理由として，

①部分的歯牙移動そのものは，診断さえきちんとできれば決して難しくない

②ペリオや補綴の治療に対して責任を負う術者が歯

第1章　LOTを日常臨床で生かすには

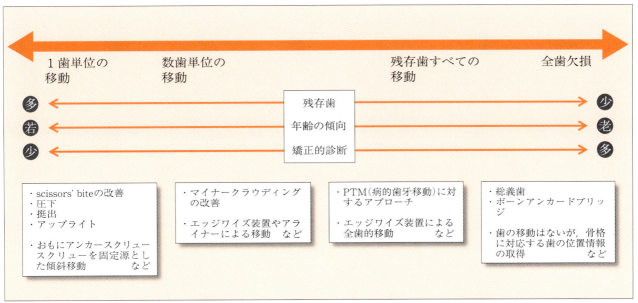

図6　LOTの"幅"．1，2歯の歯牙移動を目的とするものから，口腔内に残存するすべての歯を移動するケースまでの幅が存在する（参考文献5より引用改変）．

牙移動を行う者と一致していることは，患者にとっての利益が大きい

ということが挙げられる．図5に示す深い谷間は，現状を考えると今のところはやはりGPが埋めていくべきであり，また同時に，この谷は多くのニーズがあるのにもかかわらず，封印されたままの処女地であるともいえる．

2．LOTとは何か

部分矯正については，従来からMTM（Minor Tooth Movement）という言葉が定着しているが，MTMはその言葉が表すように，たとえば大臼歯のアップライトや残根歯の挺出など，あくまでも数歯単位のマイナーな歯牙移動を表す言葉であり，現代の包括的治療で行われているような全顎矯正ではないが，多数歯にわたる歯牙移動を表現する単語としては馴染まない．筆者は，かねてよりLOT（Limited Orthodontic Treatment）には幅があると強調している（図6）．従来からいわれている1歯から数歯単位のいわゆるMTMの考え方は，図6の幅の左側の一部といえる．補綴を前提としてマイナークラウディングを多数歯にわたってレベリングしたり，中等度以上のペリオと欠損歯を併せもつケースで，インプラントや補綴を前提にするような歯牙移動は，その時点で口腔内に存在する残存歯をすべて動かすこともある．このような矯正は成長発育期で欠損歯や修復歯もほぼない状態（ペリオももちろんない状態）の患者に適用するような全顎矯正（COT：Comprehensive Orthodontic Treatment）と比べ，診断やそれにともなう治療目標が明らかに大きく異なっている．だからといって，MTMとは呼べないこのような分野の矯正を筆者は"多数歯のLOT"と呼んでいる．

多数歯のLOTは（本書の後半で詳述するが），とくに超高齢社会においてペリオ，補綴，インプラントと矯正治療のかかわりを考えたときに，GPと一番の関連の深い分野といえる．LOTの幅の右端は図6に示すように口腔内の残存歯がまったくなくなった状態での矯正ともいえる．歯がまったくないのに歯牙移動を考えることは，一見，矛盾しているようであるが，口腔内でこれから（総義歯やボーンアンカードなど）何らかの形で補綴していく仮想的な歯牙移動と思えばよい．矯正学は，患者固有の骨格系を理解し，そのベースに基づいた患者固有の理想的な歯の三次元的な位置を教えてくれる．したがって，全歯欠損の症例において，その補綴の際，矯正的ア

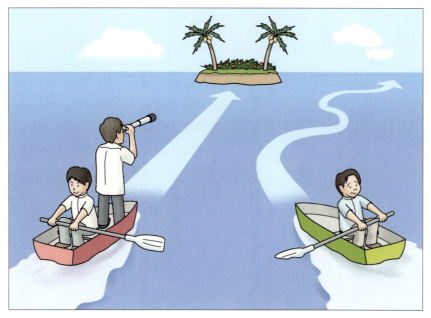

図7 歯牙移動のスキル（オールを漕ぐスキル）がいくら秀でていても，診断のスキル（航海士が目的地を指示するスキル）がないとボートは迷走してしまい，永久に目的地には着けないだろう．もし到着したボートがあったとしてもそれは偶然である．

プローチの重要性が高いのはいうまでもない（注：Dawson最新版全15章中，丸々1章はセファロ分析である）[4]．図6に示すように残存歯の数と矯正とのかかわり合いを考えていくと，この概念はLOTの幅の右端にあることがわかる．以上のように，LOTは従来からいわれているMTMの考え方を部分集合としてもち，それはCOTと明確に異なる矯正の概念である．とくにペリオやインプラントの治療にともなってニーズが高い多数歯のLOTについて，GPがその概念を理解したうえで実践することはこれからの臨床で必要性が高い分野と思われる．

3．GPが矯正に取り組む際の2つのハードル

学校を卒業して歯科医師が臨床で最初に取り組むのは，う蝕を除去した後の修復処置かもしれない．その後，クラウン・ブリッジや義歯の製作と並行しながらエンドやペリオのコントロールを勉強するだろう．このような臨床のスキルアップにともない，真面目に補綴やペリオに取り組めば取り組むほど，歯のmalposition（位置不正）に目がいってしまうかもしれない．ある症例で治療の精度と質を上げよ

うと思えば思うほど，矯正のニーズは高くなるともいえる．矯正は自費治療であること，さらに治療に非常に時間がかかるという意味で，あくまでも治療のなかでは選択肢となるが，治療結果に対しては大幅な質の向上を約束してくれる．このような観点から，自ら歯牙移動を行うGPも存在するが，その数は必ずしも多いとはいえない．前述のように，筆者は多くのLOTはGPが行うべき矯正の分野と考えるが，現実的にはそのようなGPの数は多くない．

筆者は，GPが歯牙移動を臨床で取り入れる際に障害となる2つの大きなハードルがあると考えている．1つ目は，矯正診断のハードルである．どのような分野でも，診断に基づかない治療はないはずである．公園のボートを漕ぐことが歯牙移動のスキル（治療）としたら，闇雲にオールを動かすだけでは目的地には達しないだろう．まずどこに行くかをしっかり見極めたうえで（診断したうえで），そこをめざしてオールを漕ぐことではじめて目的地に達することができる．矯正移動は時間がかかる非可逆性の高い治療であり，ことさらオールを漕ぐこと（how to move）のみに目を奪われて，正しい診断（how to diagnose）に基づかない治療を進めることは大きなリスクをもたらす（図7）．

第1章 LOTを日常臨床で生かすには

2つ目のハードルは，エッジワイズの壁である．エッジワイズ法は現代矯正の父といわれるAngleが1928年に発明したスロットをもつブラケットとワイヤーを組み合わせた歯牙移動の方法である(コラム参照)[6]．現在の歯科教育プログラムでは，多くの大学で(タイポドントはともかく)，実際の患者でエッジワイズを体験することは皆無であり，卒業後も現場のルーティーンとしては頻度が低いため，自発的に取り組まない限りは歯牙移動の方法としてのエッジワイズ法を(現場で教えてくれる人がいないということも相まって)勉強する機会がほとんどない．したがって，歯牙移動の必要性を感じつつもエッジワイズ法以外の方法，たとえば可徹式の装置などを使って歯牙移動をはかるGPも多いが，必ずしもうまくいっていないのが実情であろう．その原因としては，可徹式の装置では1本1本の精密な歯牙移動の結果をだすことが難しいということがいえる(近年アライナーを使用して三次元的な動きをそれなりに期待できる装置もでてきてはいるが，適応症例はまだ限られている)．さらに，可徹式装置は患者コンプライアンス(協力度)の問題もある．

エッジワイズ法はその誕生から100年近く経って，幾多の改良を経て現代も広く使われている(図8)．多少の欠点があっても，歯を精密かつ確実に動かす方法は，現在のところこの方法に勝る方法はない．したがって，MTMであれ，多数歯のLOTであれ，歯を動かすのであればブラケットとワイヤーを使うエッジワイズ法の基礎をしっかり習得しておく必要がある．前述のように，通常の臨床では卒業以来使用したことがない(材料も買ったこともない)という理由でエッジワイズがブラックボックスに

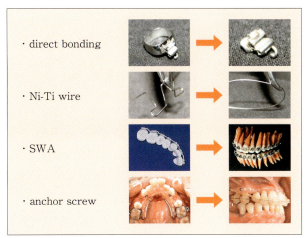

図8　エッジワイズ法は改良が重ねられ，臨床への導入の敷居が以前に比べて大幅に低くなっている．

入ってしまっているGPも多い．たかだかⅠ級のインレーを1つつくるにあたっても，それを製作してセットすることはある患者に対して高度にカスタマイズされた治療であるといえる．しかし，エッジワイズ装置であるブラケットとワイヤーは，原則として既製品をそのまま各々の患者に適用している．このことはいったん技術を学習すれば，オールを漕ぐこと(歯牙移動)そのものの難易度は意外と高くないことを暗示している．

本書では，GPがLOTに取り組むにあたって，まずその第一のハードルとなる矯正の診断系について，つぎに第二のハードルとなるエッジワイズ法を使った歯牙移動のスキルについて，さらには多数歯のLOTに代表されるインプラントやペリオ処置との関係，また最近普及したアンカースクリューのLOTへの応用など，後半では臨床を交えて解説していきたい．

参考文献

1. Kelly JE, Sanchez M, Van Kirk LE. An assessment of the occlusion of children, Washington DC, National Center for Health Statics, US Public Health Service. DHEW Publication No(HRA)；1973：74-1612.
2. Kelly JE, Sanchez M, Van Kirk LE. An assessment of the occlusion of children, Washington DC, National Center for Health Statics, US Public Health Service. DHEW Publication No(HRA)；1973：77-1644.
3. 須佐美隆三．不正咬合の発現に関する疫学的研究．1．不正咬合の発現頻度．日矯正歯会誌．1971；30(2)：221-9.
4. Dawson PE(著)，小出馨(監訳)．Dawson Functional Occlusion. 東京：医歯薬出版，2010.
5. 加治初彦．超高齢社会における矯正治療の位置づけ：[1]治療品質の向上に役立つLOTという考え方(概念)．the Quintessence. 2011；30(6)：78-86.
6. Proffit WR(著)，作田守(監修)，高田健治(訳)．プロフィトの現代歯科矯正学．東京：クインテッセンス出版，1989.

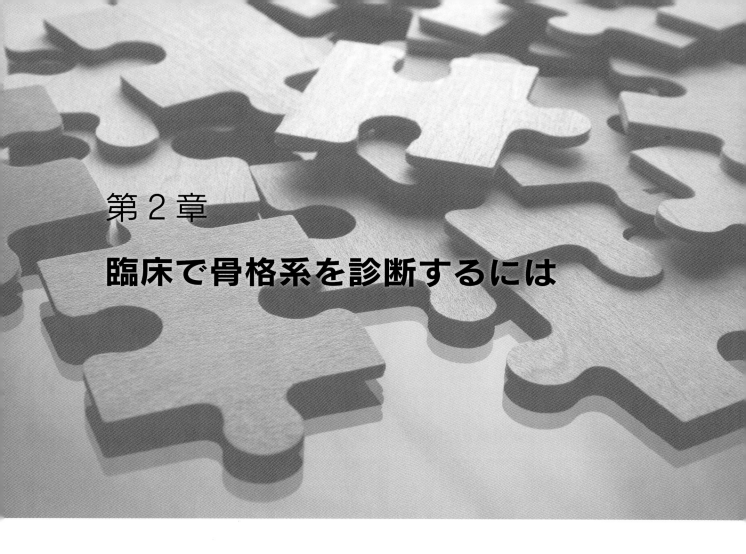

第2章
臨床で骨格系を診断するには

はじめに

　前章で，大学で学んだ矯正学をもう一度レビューすることは，たとえ実際に歯牙移動を行わなくても，臨床での利益が大きいと述べた．では，具体的にそれはどのようなことなのか？　それは端的にいえば，GPの立場から矯正をひと通り学んでみてみると，日常臨床で患者の骨格系(skeletal system)をより意識するようになったということである．

　一般的な矯正治療は，通常発育途上にある患者をみることが多い．発育途上の患者では，上下歯列弓をのせている土台となっている上下顎骨が成長により位置的変化を起こすため，厳密にいえば，その咬合関係はつねに変化しているといってよい．したがって，患者の骨格系，とくにその成長方向や余力(グロースポテンシャル)に対して，注意深くなることは当然である．

　LOT(Limited Orthodontic Treatment)は，原則として成人について部分的な歯牙移動を行う治療であり，前述の観点でいえば，骨格系についての配慮は，通常の成長期の全顎矯正(COT)に比べて少なくてよいのかもしれない．しかしながら，歯牙移動をするしないにかかわらず，ある成人患者の骨格的な評価を意識することは，矯正治療でない一般的歯科治療を行う際にも，患者診断にあたって十分な利益をもたらすと思われる．それはとりもなおさず，われわれは咬合を取り扱う日常臨床で，歯根膜の触知レベル(数ミリ/100程度)の精度までの仕事を要求される一方，咬合をつくりだしている歯-歯槽系をのせている上下顎骨の相対的対向関係は，ミリ単位で標準の位置よりズレがあることが普通だからである．骨格系の評価というと難しそうであるが，実際は，歯-歯槽系をしまい込んでいる顔面を全体としてど

第2章 臨床で骨格系を診断するには

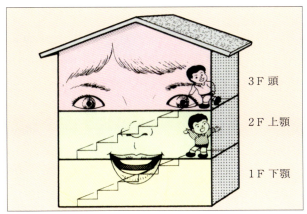

図1 ヒトの顔は，3階建て（1階の天井，2階の床にそれぞれの歯-歯槽系がしまい込まれている）．

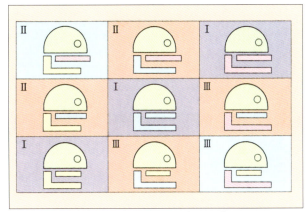

図2a 9つのバリエーション．相対的にズレの小さいタイプ（type 2）と大きいタイプ（type 3）が考えられる．

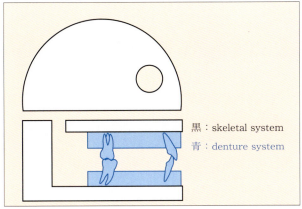

図2b 顔面をつくる骨格系と歯-歯槽系．土台となる骨格（上顎骨と下顎骨）に歯を固定させるための接着剤が歯槽骨である．診断の流れのなかで骨格系と歯-歯槽系は明確に区別するべきである．

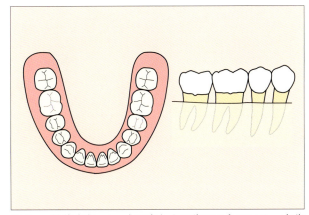

図2c 総義歯（denture）は床と人工歯でできている．有歯顎での歯-歯槽系（denture system）でそれに対応するのが歯槽骨と歯である．

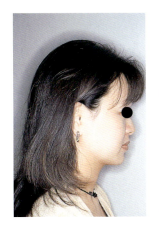
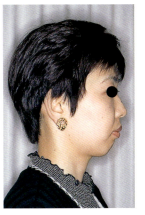
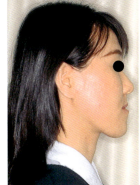

図3 左からskeletal Ⅰ，Ⅱ，Ⅲ（Ⅱ，Ⅲはズレの大きいタイプ）．

うみていくかであり，臨床で患者をみる視点に少し変化をつけてみようということである．

　以下に，骨格系をどうみるかについて簡単に述べてみたい．

1．ヒトの顔は3階建て

　法医学で身元不明者の頭蓋骨に粘土で軟組織を

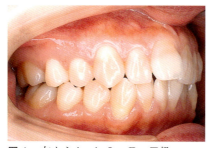
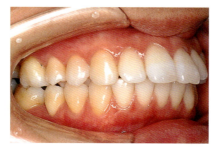
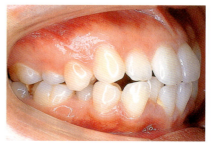

図4 左からAngle Ⅰ，Ⅱ，Ⅲ級．

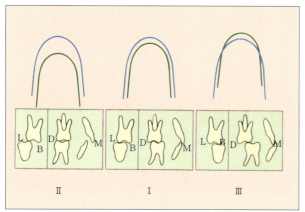

図5 skeletal系の近遠心的ズレがdenture系に与える影響．

つくり，元の顔を再現するという作業がある（復顔術）．これは，それぞれ決まった骨表面のポイントにすでに得られている平均的な軟組織の厚さの粘土を置いていく．できあがった顔はその人の生前の顔に近いといわれている．極論すれば，顔はその内側にある骨格系を表現しているにすぎないのかもしれない．もし美人といわれる人がいるとしたら（他の要素もあると思うが），それは，その人の顔をつくる骨の大きさと位置のバランスがとれているから美人なのである．

では，バランスのとれた顔の骨格系とは，どのようなものであろうか？　ヒトの顔は大まかにいって中枢神経系を入れている頭蓋骨，中顔面をつくる上顎骨複合体，下顔面をつくる下顎骨によって構成されているといえる．すなわち，ヒトの顔は3階建てでできているといってよい（図1）．このうち，3階の頭蓋骨は，大脳から脳幹にかけての表現形であり，われわれの臨床の現場でとくに取り扱う場所ではない．

したがって，この3階の部分が基準になって，これに対して2階（上顎骨複合体）と1階（下顎骨）がどのような大きさと位置関係をとるかを把握していくことが骨格系の1つの見方となる．

2．患者はskeletal何級か？

3階建ての家では，それぞれのフロアーの大きさや位置の違いに対して必ずバリエーションがあり，結果として人びとのなかで同じ顔の人はいない．このときに基準となる3階に対して標準的な大きさの上・下顎が正しい位置についているものを基準に，全体として9つのバリエーションが考えられる（図2）．Angle分類は，歯-歯槽系の不正を近遠心的に記述するものであるが，これをあえて骨格系に拡大適用して上顎と下顎の関係をとらえてみると，この9つのタイプはそれぞれskeletal classⅠ，Ⅱ，Ⅲの3つに分類される．

それぞれの典型的な側貌を図3に示す．この図でskeletal Ⅱ級は上顎が下顎に対して相対的に大きいタイプであり，Ⅲ級はその逆ある．この9つのタイプのなかで，1階（下顎）と2階（上顎）のズレのみに注目してみると，9つのタイプはそれぞれズレのないtype 1，小さいtype 2，大きいtype 3のサブグループに分けられる．図3の右2人に示した症例はtype 3である．このようなズレの大きいタイプでは，もはや臼歯部でのカスプリッジや犬歯のⅠ級関係も崩壊しているため，正しい犬歯誘導も望めなくなっている．骨格性の反対咬合の人が，将来仮に無歯顎になっても，それはやはり反対咬合であり，補綴をするときには，それに対する配慮が求められる．

第2章 臨床で骨格系を診断するには

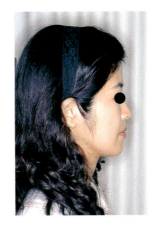
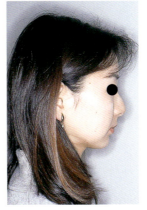
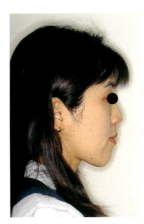

図6 左からskeletal Ⅰ, Ⅱ, Ⅲ
(Ⅱ, Ⅲはズレの小さいタイプ).

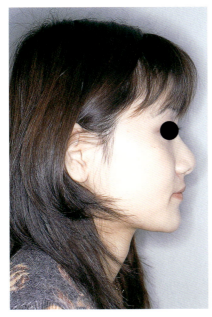
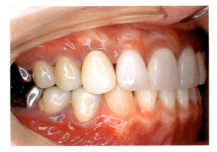
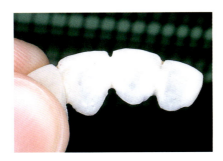

図7 skeletal class Ⅲ(ズレの小さいタイプ). オーバーバイト, オーバージェットともに小さく, 支台歯形成時に舌側のクリアランスが小さい. テンポラリーの舌側は光が透過するほど薄くなっている.

3. skeletalからdentureへの繋がりを考える①

　まず全体をみてから部分をみていくという診断の原則からいえば, 歯科医師が考えるべきなのは骨格系の把握であり, またそれに注目しているのは, それが最終的に歯-歯槽系(denture system)に影響を与えるからである.

　歯牙系の近遠心的な指標は通常Angle分類で代表される(図4). 実際は, 図2のように歯-歯槽系の大きさや位置が上下顎骨と独立して関与するので, 厳密ではないが, 1階(下顎)と2階(上顎)の近遠心的対向関係は, ほぼそのまま歯牙系の対向関係

(咬合)への影響を及ぼしていると考えて差し支えない. この傾向は, 図5に示すようにskeletal class Ⅱでのdentureは当然前歯部でオーバージェットが大きくなり, 臼歯部ではscissors' biteの傾向がでてくる. 反対に, class Ⅲでは前歯でオーバージェットは小さくなり, 臼歯部ではクロスバイトの傾向がでてくる.

　図2aのtype 3のサブグループのような上下顎のズレが大きいケースでは, 顔貌からそのタイプはわかりやすい. 図2aのtype 2のようなグループは一見しても少しわかりづらいことが多いが, 注意深く観察するとその傾向はとらえることができる. 図6は, Ⅰが上下顎とも標準的な大きさ・位置, Ⅱが下顎のみ少し小さい. Ⅲが下顎のみ少し大きいタイ

15

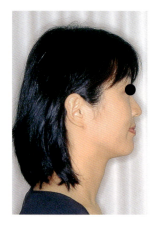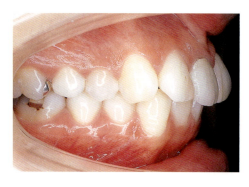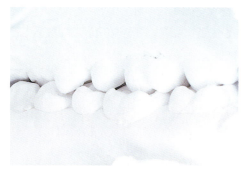

図8a 舌側面観では，上下歯列の幅径が一致しているため，たとえば上顎第一大臼歯の口蓋側咬頭が対合歯の中心窩にしっかり噛み込んでいる．

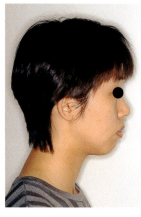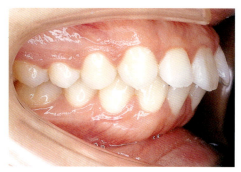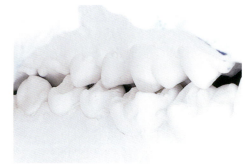

図8b 口腔内の唇頬側面観では図8aと似ているが，模型による舌側面観では機能咬頭が噛んでいない．幅径の問題は舌側からみないとわからないことが多い．

プである．それぞれは，普段何気なく見過ごしている顔つきであると思われるが，注意深く観察するとclassⅡではオトガイ部の発育が少し悪く，側貌での顔つきが全体的に丸い印象がある．反面，classⅢではオトガイ部はしっかりしている．そして，この骨格系は咬合に確実に反映されているといってよい．

では具体例をみてみよう．図7の顔貌は，オトガイにややしっかり感があり，下顎はやや優性と思われるが，上顎はそれほど後退している感じはない．したがって，skeletalはclassⅢでtype 2のサブグループに入ると思われる．この場合，denture系で予想できるのは，
①小さいオーバージェット
②小さいオーバーバイト
③臼歯部のクロスバイト傾向
である．口腔内をこの予想でみると，ほぼそれと同じ状況であることがわかる．このようなケースで上顎前歯部の補綴をする際などには，支台歯舌側のクリアランスが問題になることが多い．

つぎに，図8a, bの2症例をみてみよう．aのケースは上・下顎ともほぼ標準に近いようにみられるが，bは明らかに下顎の後退型がみられる．したがって，aはskeletal classⅠ，bはskeletal classⅡであるといえる．

ここでそれぞれの口腔内をみてみると，aはAngleのclassⅠ，bもほぼclassⅠといってよい程度である．これは，bのケースでは，下顎の歯-歯槽系が近心方向へズレの補償をすることにより，みかけ上，classⅠになっていると推測される．この両者の場合，オーバージェットの量は似ており，臼歯部咬合も頬側面観では両者ともほぼⅠ級関係であまり差異がないように思われる．しかし，臼歯部の舌側面観では，skeletal classⅡの症例は上顎の機能咬頭が下顎臼歯の小窩に噛み込んでおらず，明らかに骨格系の違いによる幅径の差が表現されている．

第2章 臨床で骨格系を診断するには

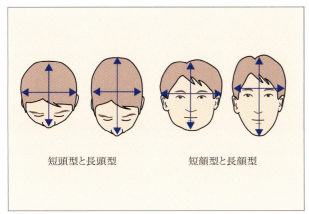

図9 長顔型と短顔型．大きさの絶対値ではなく，タテ対ヨコの比率．

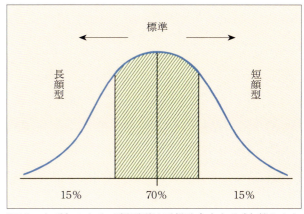

図10 人びとのなかで顔面型は正規分布をとる（文献3より改変引用）．

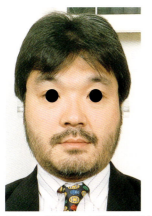 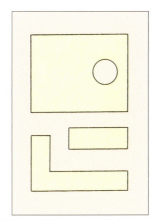 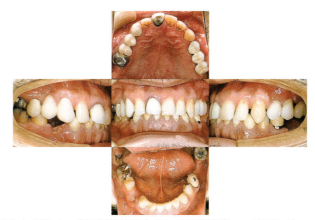

図11a 短顔型．下顎枝は幅が広く，切痕もしっかりしている．咬合力が強く，歯列幅径は拡大されて口蓋は浅い．補綴には，その力に対応した配慮が求められる．

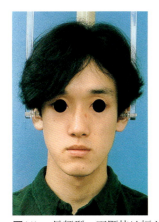 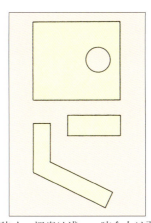 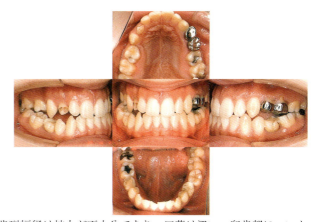

図11b 長顔型．下顎枝は幅が狭く，切痕は浅い．咬合力は弱く歯列幅径は拡大が不十分であり，口蓋は深い．臼歯部に，いかに安定した咬合を与えるかが，治療のポイントになろう．

このように，骨格系のタイプを考えてある程度の先入観をもちながら患者の口腔内をみることは，直接口腔内をみるときと比べ，色々な発見を与えてくれることが多い．通常は，skeletal class II であれば denture も class II になる場合が多く，もしそうなら ないようであれば，どこかに理由があるはずである．多くの場合，それは，

①歯と歯槽系が骨格系のズレを補償している
②歯の欠損や移動，大きさの問題がある

などが理由となっている．skeletal から denture へう

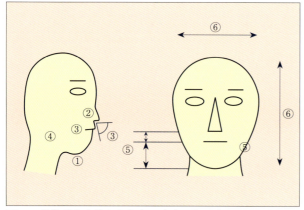
図12 骨格系を意識したとき，患者のどこをみるか？

まくつながらない（整合性がない）ようなことがあるとしたら，逆に診断につながる糸口はそこにあるともいえる．

4．患者は長顔型か短顔型か

ヒトの身体に体格があるように，顔にも体格がある．具体的には，正面から顔をみたときに咬合力が強い（閉口筋群の筋力が強い）タイプである短顔型と逆の長顔型のタイプがある（図9）．骨格系は，ある意味で軟組織（とくに筋力）の表現型であると考えられるため，この種の顔の形は咬合力や咬合高径を検討するうえでの1つの目安となる．

極端な長顔型または短顔型の人は少ないが，どちらかの傾向をもっている人は多い（図10）．それぞれのタイプを比べてみると（図11a, b），短顔型では下顎切痕がしっかりしており，下顎骨のL字型の角度がより90°に近い．いわゆるエラの張ったやや角張った顔つきとなっている．反面，長顔型では下顎骨はやや華奢であり，L字型の角度は大きめである．顔はほっそりした現代的な（？）印象である．

5．skeletalからdentureへのつながりを考える②

咬合力が歯と歯槽突起に与える影響から，短顔型のタイプでは歯列弓は十分に拡大され，口蓋はやや浅めであり，歯を植える歯槽突起は高径が低く，頬舌的に厚みがあると予想される．長顔型では，逆に歯列弓の不十分な拡大，高口蓋，高く薄い歯槽突起などが考えられるが，他の要素も関係してくるため，必ずしもすべての項目が一致するわけではない．

具体的には，極端な長顔型は機能的に臼歯部咬合が安定しにくく，たとえば第二大臼歯などの補綴はより慎重に行う必要があろう．逆に，極端な短顔型は経年的に咬合高径の低下を招きやすく，その観点から第三大臼歯が咬合していればできるだけ保存したほうがよいのかもしれない．また，両者で，たとえば大臼歯にポーセレンクラウンを入れるような場合に，破折に対する配慮なども当然差がでてくるはずである．典型的な両者の口腔内を図に示す（図11a, b）．

まとめ

患者の顔をみて，その骨格系を意識することは，診断の幅を広げてくれる（図12）．具体的には，その顔が，
①skeletal何級か？
②長顔型or短顔型か？
を判断していくことであり，その結果とdenture系とのつながりを考えていくことである．患者の顔をみるときに多少大雑把で感覚的であるが以下の点を注目したい．
①オトガイ部の突出度，同部のしっかり感
②中顔面部の突出度および後退感
③naso-labial angle（鼻下と上口唇のなす角度）および上下唇部の突出感と相対的位置関係（この部分は，図2で示した歯-歯槽系の影響も大きい）
④下顎切痕，下顎骨のL字型，下顎全体のしっかり感
⑤正面観での下顔面の高径，顎角部（エラ）と咬筋部のしっかり感
⑥全体のバランス

これらの観察は，LOTだからといっておろそかにしてよい理由はなく，セファロを利用することで

第 2 章　臨床で骨格系を診断するには

むしろよりわかりやすくなる．次章では，この点を
もう少し踏み込んで，今度はセファロを使用したう
えで定量化しつつ，具体的に矯正治療での歯牙移

動とskeletalな問題がどう関係するのかという点と，
機能的な側面と骨格系との関連を考えていきたい．

参考文献

1．加治初彦．セファロを一般臨床診断の指標に生かす（上）．the Quin-
　tessence. 1999；18（2）：29.

2．加治初彦．セファロを一般臨床診断の指標に生かす（下）．the Quin-
　tessence. 1999；18（3）：33.

3．根津浩，永田賢司，吉田恭彦，菊池誠．歯科矯正学：バイオプログ
　レッシブ診断学．東京：ロッキーマウンテンモリタ，1984.

第3章
LOTでのセファロの応用を考える（その1）

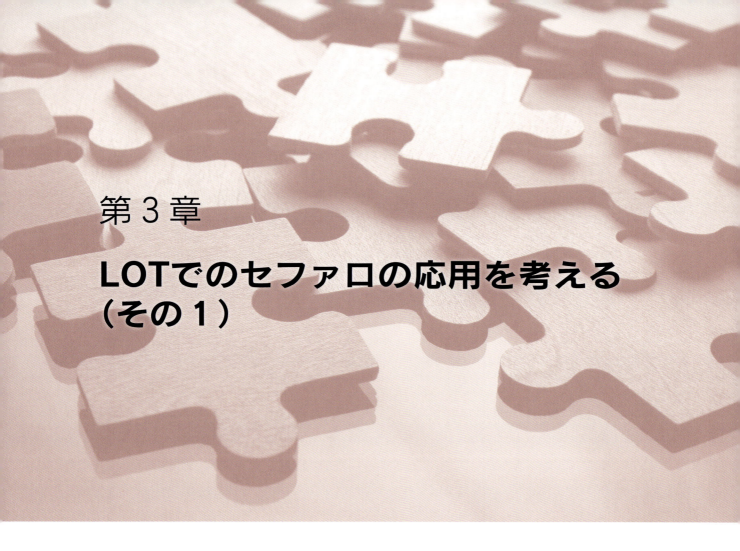

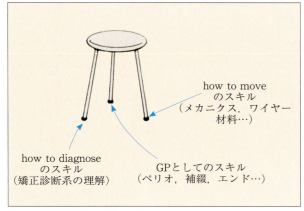

図1 LOTのテーブル．

はじめに

前章で，患者の顔をみて骨格系を意識することは，仮に歯牙移動を行わなくても，臨床では有益なことが多いと述べた．しかし，顔貌をみるだけで下す判断は，どうしても自ずと限界がある．もし，セファロの撮影装置が手近にあれば，知見をより科学的に定量化することができ，骨格系が把握しやすくなる．

LOTではhow to move以外にhow to diagnoseのスキルが求められている（図1）．すなわち，矯正医はいかに患者を診断しているのか？ ということをある程度理解しておくことが重要となる．GPと矯正医との間にある処女地を埋めていくのは，今のところGP側にその役割があるとすれば，骨格系をより理解するためのセファロは優秀なガイドとして未開拓地の道案内をしてくれるはずである．

本章ではRicketts分析を中心に，
①骨格系の分析のポイントと平面およびその機能的意義
②歯-歯槽系の分析
③軟組織の分析

を考えていきたい．とくに骨格系を定量化することにより，
①患者はskeletal何級なのか？
②顔面型はどのタイプなのか？
がある程度理解しやすくなるはずである．

1．Ricketts分析

おもにRicketts分析としたのは，矯正臨床医の間で比較的広く用いられている分析方法と考えられるからである．この分析法は，Ricketts自身による計測項目や基準値について多少の批判はあるが，全体として，
①成長についての理論的背景がよく生かされている
②診断から治療へのつながりがわかりやすい
などの理由で評価が高い．LOTでは通常成人を対象とするため，成長要素を考える必要はない．したがって，今回の分析に関しては，かなりオリジナルと比べて簡略化されたものであり，必ずしも本格矯正を前提としているものではないことをあらかじめ了承いただきたい．なお，基準値については，根津らによって正確な日本人のデータが作成されている[1]．

2．Ricketts分析でのおもな計測ポイント

Ricketts分析で用いられるおもな計測ポイントを図2aに示す．詳細なトレースのスキルについては『バイオプログレッシブの臨床』[1]，『頭部X線規格写真法の基礎』[2]などを参考にしていただきたい．

本格的な矯正を勉強するうえでは，正確なトレースが必須であり，また正しい分析ポイントを発見するためにもトレースは欠かせない．もし手元にセファロがあれば，まず必要最低限のポイントを見出してみてはどうであろうか．

いくつかあるポイントのうち，とくに重要なPTは正円孔の翼口蓋窩への開口部の下縁である．ここは三叉神経の第二枝（上顎神経）が脳頭蓋底からはじめて顔をだしてくる場所である．

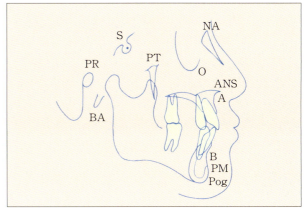

図2a Ricketts分析でのおもな計測ポイント（文献1より改変引用）．
A：A point（A点：前鼻棘と歯槽縁間の正中矢状断面上の最深点．point Aまたはpt Aとも表現される）．
ANS：Maxilla（前鼻棘：Anterior Nasal Spineの先端）．
BA：Basion（ベジオン：後頭骨の大後頭孔を形成する部分の前下縁）．
NA：Nasion（ネジオン：鼻前頭縫合の前方限界点）．
O：Orbitale（オルビターレ：眼窩外周の下縁でFH planeに接する点）．
P or PR：外耳孔の上縁でFH planeに接する点．真のporionをトレースし，イヤーロッドはとらない．
S：Sella turcia（トルコ鞍の中心）．
PT：Pterygoid point（正円孔：foramen rotudumの翼口蓋窩後壁への出口の下縁）．
B：B point（B点：下顎結合部の前縁と歯槽縁間の正中矢状断面上の最深点）．
PM：Protuberance menti（オトガイ隆起：Protuberance mentiの上縁を指す．トレーシングでは，下顎結合の正中矢状断面上の前縁でB点とpogonion間の湾曲が凹から凸に変曲する点）．
Pog：Pogonion（オトガイ部の最前方点）．

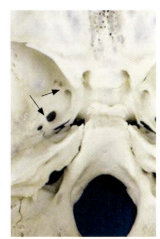

図2b ドライスカルの正円孔および卵円孔．それぞれの穴は通過している軟組織（脈管，神経）の形や大きさを表現している．

骨格系は，吸収と添加を繰り返して成長していくが，その形を発現させる遺伝的要素は，硬組織そのものではなく，むしろ軟組織にあるといわれている．

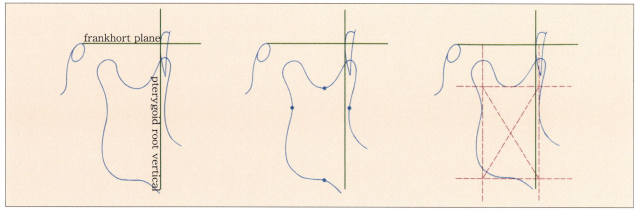

図3 Xi(ザイ)ポイントとその求め方．下顎切痕最深部と下顎枝前縁最深部を求め，FH，PTVを基準にそれぞれに対応する点を求める．これらの点を通り基準線に平行または垂直な線で長方形をつくり対角線を引き，その交点(Xi)を求める．なお，PTV(FH平面に垂直でPTを通過する線)は，咽頭と口腔の境界線ととらえられている．

実際には，これに後天的要素(おもに機能的なもの)が加わり，複雑な形ができあがっていく．硬組織は，ドライスカルでみると，その硬さゆえに，家で例えると柱や梁のような印象を受ける．家を建てるときは，まず柱を建てたうえで壁をつくり，それに穴をうがって配線や配管をする．

では，頭蓋骨ではどうであろうか．ヒトの顔は3階建てでできているが，正円孔や卵円孔に代表される神経血管系の通路は，後から穿たれたものではなく，発生の順序からいえば，そもそも配線があるところのまわりに壁ができあがったと考えるほうが正しい．

正円孔は，上顎神経の断面が正円に近いために正円孔になったのであり，卵円孔は同様に，いくつかの出入りする神経血管系の総体としての断面を表現しているものといえる(図2b)．PTに代表されるこのような場所は解剖学的にも安定しており，結果として，分析の際のランドマークとなりえる．同様な部位である下顎孔を表現するXi(ザイ)ポイントを図3に示す．セファロ上では，下顎孔を特定することが困難なため，下顎神経の入口であるこのポイントは，便宜上作図して求められる．

1) Ricketts分析で使用される平面(骨格系)

Ricketts分析で使用される平面を図4aに示す．このうち，たとえばBA-NA planeは脳頭蓋底を表現し，Xi-PMは下顎体部を表現している．FHは眼耳平面であり，FH平面(frankhort horizontal plane)を表す(表1)．セファロメトリックスとは，本来セファロ(頭蓋)とメトリックス(計測・規格)を併せた語であり，臨床では便宜的に頭部固定装置(セファロスタット)を使用して頭位の再現性をはかっている．しかし，本来は固定装置を使用していない自然頭位での重力ベクトルに垂直な面が水平面として使用されるべきである．これは，リラックスした状態で無限遠をみているときの頭位の状態であり，それを決定するのは骨格そのものではなく，眼(CN II)および耳(CN VIII)から得られる情報である．耳と眼を結ぶFH平面が，多くの人で絶対水平面に近いのは，この意味で偶然の産物ではないであろう(図4b)．

2) 分析平面(歯-歯槽系)

歯-歯槽系については，APO planeが基準平面となる．ポイントAと下顎骨オトガイ部のポゴニオンを結ぶAPO planeは，診断の流れのなかで骨格系と歯-歯槽系のつながりをつくってくれる平面である(図5)．

3) 分析平面(軟組織)

鼻尖と軟組織のPogを結んだ平面はE-plane(esthetic plane)と呼ばれ，側貌の審美性を考えるうえでの基準平面となっている(図6)．

第 3 章　LOTでのセファロの応用を考える（その 1）

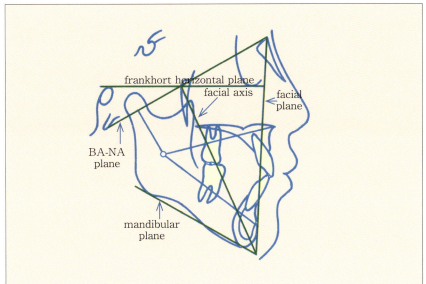

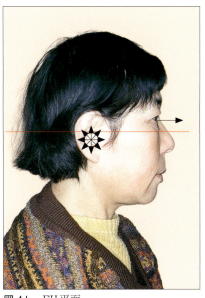

図 4 a　Ricketts法（骨格系）での分析平面．

図 4 b　FH平面．

表 1　分析平面のまとめ．

基準平面		
骨格系	①FH plane（frankhort horizontal） 　　眼耳平面であり，近似的な絶体水平面を表す
	②Fx（facial axis） 　　オトガイの位置を評価する．Facial planeとmandibular planeとの交点とPTを結ぶ軸
	③facial plane 　　Na-Pogを結ぶ顔面の前方基準
	④mandibular plane 　　下顎下縁を表す
	⑤BA-NA plane 　　脳頭蓋基底を表す
歯-歯槽系	①APO plane 　　Pt AとPogを結ぶ歯-歯槽系の前方基準
	②occlusal plane 　　第一大臼歯，小臼歯，犬歯の咬合の中点を結ぶ
軟組織	E-plane（esthetic plane） 　　鼻尖と軟組織のPogを結ぶ

図 5　図 6

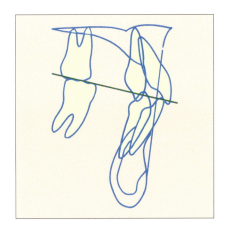
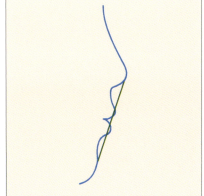

図 5　分析平面（歯-歯槽系）．APO planeおよびocclusal plane．
図 6　分析平面（軟組織）．E-plane．

表2 Ricketts分析の日本人clinical norms（文献1より引用）．

分析項目		adults male (18y)	female (15.5y)
facial axis	DEG	85.5	85.3
facial depth	DEG	88.5	88.8
mandibular plane	DEG	22.9	25.7
lower facial height	DEG	49.1	49.2
convexity	MM	4.1	4.2
mand incisor protrusion	MM	5.2	4.3
mand incisor inclination	DEG	25.5	23.9
lip protrusion	MM	1.3	1.1

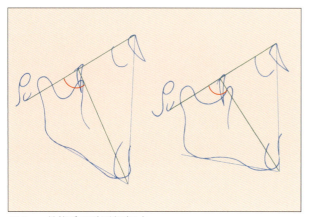

図7a　骨格系の計測部（Fx）．

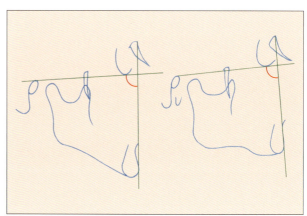

図7b　骨格系の計測部（Fd）．

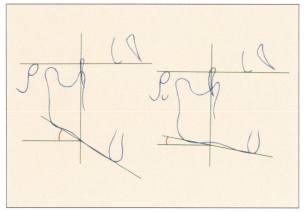

図7c　骨格系の計測部（MPA）．

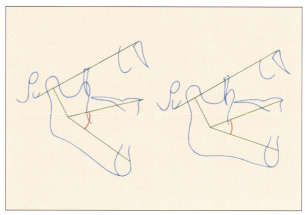

図7d　骨格系の計測部（LFH）．

4）分析項目

　Ricketts分析では数多くの分析項目が存在するが，LOTを考えるうえで必要最小限の項目と思われるものを考えてみたい．なお，日本人のclinical normsは，すべて根津らによる計測に基づいている（表2）[1]．

①骨格系

・長顔型or短顔型？

　患者がドリコフェイシャル（長顔型）傾向なのか，ブラキオフェイシャル（短顔型）傾向なのか，または標準に近いメジオフェイシャルなのかを判断していくには，つぎに挙げる項目をみていく．

第3章　LOTでのセファロの応用を考える(その1)

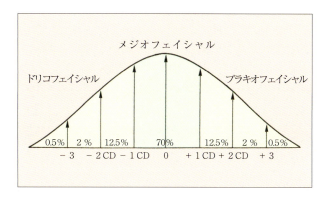

図8　ドリコフェイシャル，ブラキオフェイシャルの分布．

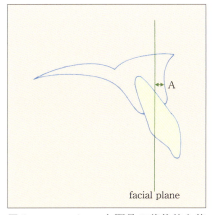

図9　convexity．上顎骨の前後的な位置を評価．

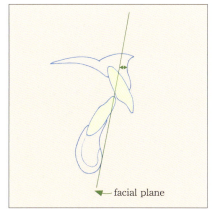

図10a　skeletal class Ⅱ．facial planeが後方設定となり，convexityがやや強調されやすい．

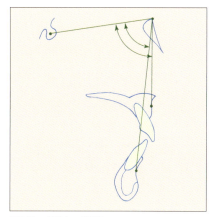

図10b　SNA，SNB．

a）facial axis(Fx)

　BA-NA planeとfacial axisがなす角度，顔面の奥行に対する高さの比較を表している．オトガイ部はこの軸にそって成長するため，図7aに示すように角度が小さいほど長顔型の傾向がでてくる．clinical normは，成長によって影響を受けず不変である．

b）facial depth(Fb)

　頭蓋に対してオトガイ部の前後的位置関係を示している．この値が大きいと短顔型傾向となり，同時にskeletal class Ⅲも強調されてくる（図7b）．facial depthの定義はダウンズ法のfacial angleと同じである．

c）mandibular plane angle(MPA)

　下顎下縁平面とFHがなす角で，Tweedの三角にも同様なものがある．長顔型は大きく短顔型は小さい（図7c）．

d）lower facial height(LFH)

　ANS-Xi-PMのなす角度で下顔面の高さを表現している．当然，長顔型では値が大きくなる（図7d）．Fxと同様に，この値は成長による変化を受けない．

　患者をドリコフェイシャルかブラキオフェイシャルにあてはめていくには，表2に示すようなclinical normを適用していく．このうち，CDとあるのはclinical divitationのことであり，たとえばFxならば86°±3°のなかに，分布曲線中の70％の症例が属していることとなる（図8）．したがって，多くの人はドリコフェイシャルかブラキオフェイシャルの傾向をもった中顔型(mesio facial pattern)となっていることがわかる．1人の患者で，すべての指標が必ずしも同じ傾向を示さないこともあるが，臨床で注意すべきことは，ある患者がどちらの傾向をもっているのかということを総合的に判断して，診療に生かしていくことであろう．成人の部分矯正を考えていくうえでは，とくにやや極端なドリコフェイシャルまたはブラキオフェイシャルの患者に対しては，より注意深く治療を行っていくべきである．

・骨格性で何級か？

a）convexity

　Ricketts分析では，上顎を代表する指標である PtAのfacial planeに対する距離で，上顎骨の前突度を評価している（図9）．

b）Fd

　前述．

　上下顎それぞれの相対的位置関係をみるには，まず上下顎それぞれが優性なのか劣性なのかを判断するべきである（第2章の図2）．convexityの値（約 4 mm）とFdを参考にして，もし上顎が優性で下顎が劣性であれば，skeletal class Ⅱの可能性が高い（図10a）．ただし，下顎が劣性になるとfacial planeがより後方設定となり，convexityが実際より強調されやすいため（逆もいえる），上下顎骨の近遠心的評価はSNA，SNBも併用したほうがわかりやすい．SN平面は，骨格系の内部構造として患者によっては多少バラツキのある可能性があるため，絶対値というよりもANB（SNA-SNB：約3°）の値を参考にして，上下顎骨の相対的位置関係の参考にする（図10b）．

参考文献

1．根津浩，永田賢司，吉田恭彦，菊池誠．歯科矯正学：バイオプログレッシブ診断学．東京：ロッキーマウンテンモリタ，1984．

2．宮下邦彦．頭部X線規格写真法の基礎．東京：クインテッセンス出版，1999．

第4章

LOTでのセファロの応用を考える
（その2）

はじめに

前章ではセファロを使用した骨格系の分析について述べた．引き続き歯-歯槽系および機能的なものとのかかわりについて触れてみたい．

1．歯−歯槽系

具体的な歯牙移動を考えたとき，もっとも条件が厳しいのは下顎の前歯部である（Tweedの三角も下顎の前歯歯軸が歯牙系の基準となっている）．Ricketts分析では，歯の位置評価においては，APO（Pt A-Pogonion）平面について下顎の前歯（切端）がこの基準平面に対してもつ
①近遠心的な距離
②歯軸の傾斜

を判定する．

これらは通常約3mm，約25°が基準であるが，たとえば6mm，35°ということであれば，下顎歯列は突出しているということであり，もし，それに対して上顎前歯の被蓋があれば，上顎歯列も同時に前突しているということになる（**図1a**）．なお，前歯部のオーバージェットとオーバーバイトの正常値は，それぞれ約2mmと考えられており，下顎前歯切端は咬合平面上約1mmに位置する（**図1b**）．

2．軟組織

図2aに示したE-planeについて，下唇との距離を測定する．通常日本人の標準値は約2mmである（白人は−4mm程度）が，場合によってはon line程度のほうが好まれることもある．もし，**図2b**のようにある程度下口唇が重なる症例がある場合に

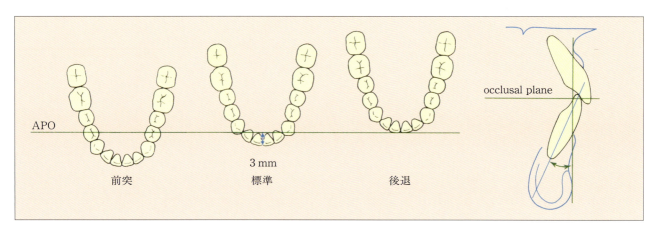

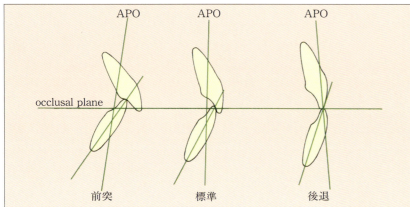

図1a
図1b

APO平面に対する下顎前歯の位置を示す．標準的位置は以下の数値が目安となる．

L1-APO　　　　　3mm
　　　　　　　　25°
（切端は咬合平面より1mm上方）
オーバーバイト　　2mm
オーバージェット　2mm

図1a　APO plane（距離と角度）．
図1b　APO plane.

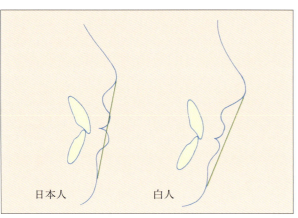

図2a　E-plane.

図2b　口唇が突出している症例（右は治療後）．

は，たとえば歯-歯槽系の前突，または上顎骨の優性，下顎骨の劣性などが疑われる．

　Angleは，その著書で理想的な顔貌について触れているが，軟組織の判断については，必ずしも鼻やオトガイの形状，大きさが異なる白人の審美観を日本人にそのまま当てはめることはできない．

3．機能とのかかわり

　ヒトの顔が3階建てでできているとしたら，それぞれの階は，**表1**に示すように代表的な機能をもっている．もし，これらの機能が十分に営まれない状況があると，後天的に骨格系にある程度の影響を与える場合がある．**図3a**は，成長期をとおし

第4章　LOTでのセファロの応用を考える（その2）

表1　各階に対応する骨と機能.

	骨	おもな機能
3 F	脳，頭蓋	思考，判断
2 F	鼻，上顎複合体	呼吸
1 F	下顎	咀嚼運動

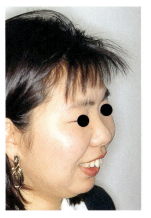
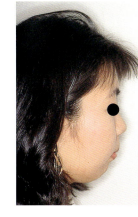
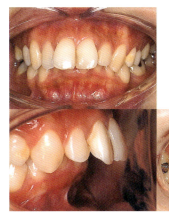
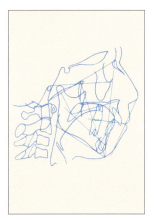
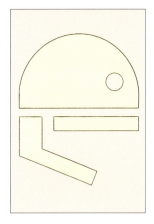
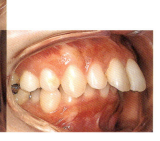

図3a　小さいFxとFdは，オトガイの位置が後下方にあることを示している．MAとLFHは大きく，ドリコフェイシャルである．また，Convが10mmと大きいため，上顎骨がかなり大きいように思えるが，SNAの値から考えるとそれほどでもない．したがって，上顎がほぼ標準，下顎が劣性のskeletal classⅡであり，おもに顔面の1階部分の問題が咬合や軟組織に影響を与えていると考えられる．

骨格	Fx：78，Fd：79 MA：37，LFH：59 Conv：10mm （SNA 81，SNB 70）
歯-歯槽	L1-APO　24 L1-APO　0 mm
審美	Lip Prot　4 mm
骨格	skeletal classⅡ， ドリコフェイシャル
歯-歯槽	Angle classⅡ， 下顎前歯部後退
機能	下顎運動障害
審美	口唇部前突

て関節部の可動性が悪く，1横指程度しか開口できなかった患者である．下顎が著しい劣型を示しており，上顎はほぼ正常のskeletal classⅡでドリコフェイシャルな傾向を示している．下顎の運動が十分機能しなかったため，形ができあがるなかでその劣型に貢献しているものと思われるが，その割合は不明である．図3bは典型的なアデノイド様顔貌であり，skeletal classⅡ，シビアドリコフェイシャルの状態を呈している．これはアレルギーなどで鼻呼吸ができず，成長期に口呼吸を強いられたことによって，口腔内に気道を確保せざるをえなかったため，下顎骨が時計回りに回転し，結果として小さいFx，大きいLFHを招いている．セファロを注意深くみると，舌は低位となっており，腫張した咽頭リンパ（アデノイド）も発見できる．また図3cは，舌の突出癖（tongue thrust）によると思われる歯-歯槽系の前歯部開咬である．骨格系は，class Ⅰをもつメジオフェイシャルであり，大きな問題はみられない．反面，前歯部はオーバーバイトがマイナスであり，セファロをよく観察すると下顎前歯部付近に舌尖があるのがわかる．

このように，機能的な阻害因子は後天的に骨格系に影響を与えることがあり，逆に骨格系をみることにより，機能的な問題を推理するヒントが与えられることがある．ただし，骨格系を決めるのはあくまでも遺伝子が主体であり，後天的因子の影響は従属的である．

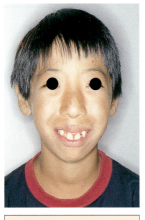
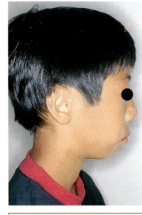
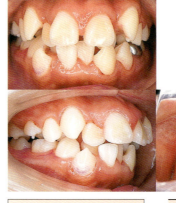
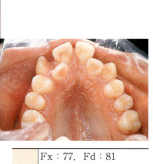
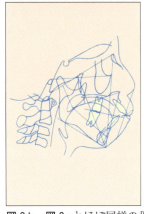
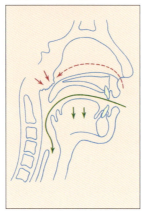
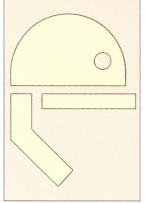

骨格	Fx：77, Fd：81 MA：35, LFH：58 Conv：11mm （SNA 84, SNB 74）
歯-歯槽	L1-APO 25 L1-APO 9 mm
審美	Lip Prot 4 mm
骨格	skeletal class Ⅱ, ドリコフェイシャル
歯-歯槽	Angle class Ⅱ, 上下顎前歯部前突
機能	鼻呼吸障害
審美	口唇部前突

図3b 図3aとほぼ同様の骨格系．上顎骨についてはやや優性であり，skeletal class Ⅱのドリコフェイシャルである．セファロ上では，舌の低位と軟口蓋後方のアデノイドが認められ，気道を確保するため，下顎骨が開大した様子がうかがえる．

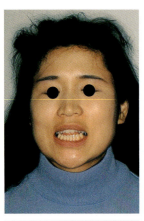
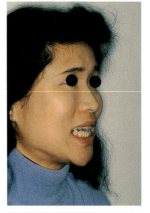
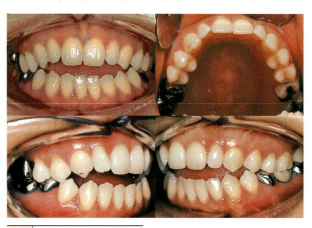
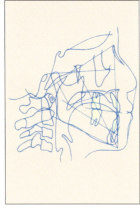
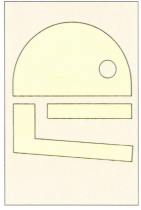

骨格	Fx：87, Fd：88 MA：27, LFH：48 Conv：2 mm （SNA 83, SNB 81）
歯-歯槽	L1-APO 17 L1-APO 1 mm
審美	Lip Prot 2 mm
骨格	skeletal class Ⅱ, メジオフェイシャル
歯-歯槽	Angle class Ⅰ, 下顎前歯部やや下方位
機能	舌突出癖
審美	ほぼ標準

図3c 上下顎ともほぼ標準の大きさで，顔面形もメジオフェイシャルと考えられ，骨格的にはほとんど問題がない．舌の突出癖が前歯部に影響を与え，歯-歯槽性のオープンバイトをもたらしたと考えられる．

第4章　LOTでのセファロの応用を考える(その2)

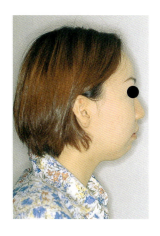
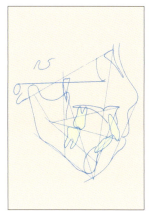
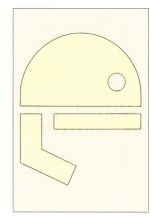

Fx	78
Fd	79
MA	40
LFH	55
Conv	10mm
L1-APO	28
L1-APO	7 mm
Lip Prot	8 mm
SNA	80
SNB	70

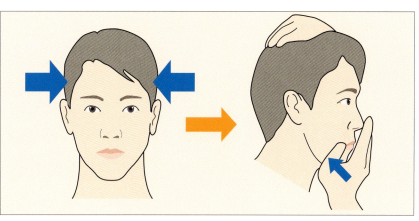

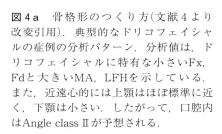

図4a　骨格形のつくり方(文献4より改変引用).典型的なドリコフェイシャルの症例の分析パターン.分析値は,ドリコフェイシャルに特有な小さいFx,Fdと大きいMA,LFHを示している.また,近遠心的には上顎はほぼ標準に近く,下顎は小さい.したがって,口腔内はAngle class Ⅱが予想される.

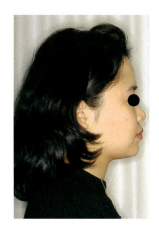
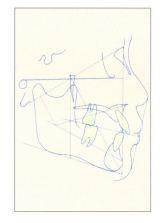
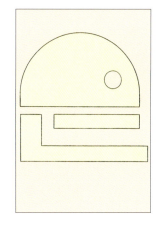

Fx	89
Fd	90
MA	18
LFH	42
Conv	1 mm
L1-APO	22
L1-APO	0 mm
Lip Prot	2 mm
SNA	82
SNB	81

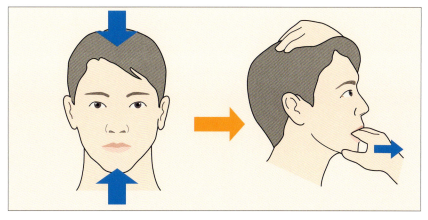

図4b　骨格形のつくり方(文献4より改変引用).典型的なブラキオフェイシャルの症例の分析パターン.分析値は,大きいFx,Fdと小さいMA,LFHを示している.SNAやConvにより,上顎はほぼ標準,下顎はやや大きい.skeletal class Ⅲ傾向がある.したがって,口腔内はAngle class ⅠまたはⅢが予想される.

31

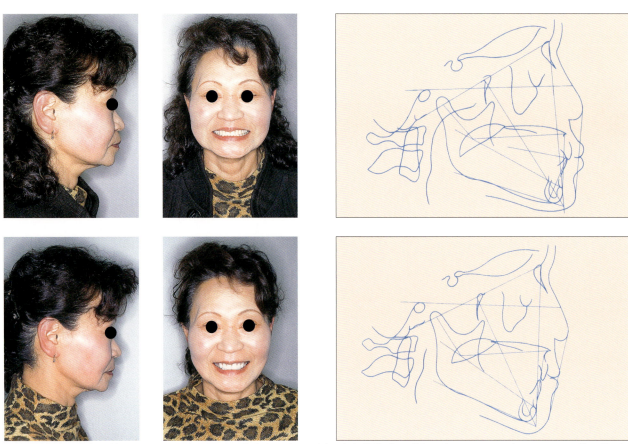

図4c 無歯顎患者に対してセファロを利用して義歯をつくった例．患者骨格系の平均に近いFx，LFHとL1-APOの値で排列した．

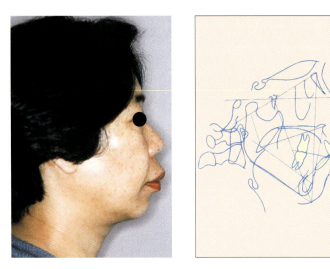

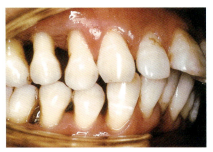
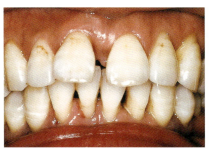

図4d ドリコフェイシャル，skeletal class Ⅱ，Angle class Ⅱのバックグラウンドをもつペリオ患者．上顎前歯のフレアリングがみられる．

第4章　LOTでのセファロの応用を考える（その2）

表2　矯正診断のダイジェスト.

①skeletal
　・ドリコフェイシャルorブラキオフェイシャル
　　Fx, Fd, LFH, MAを参考に
　・骨格性で何級か？
　　→それは上顎骨の過成長？　劣成長？
　　→それは下顎骨の過成長？　劣成長？
　　Conv, Fd, SNA, SNBを参考に
②denture
　・Angle分類は何級か？
　・下顎前歯の位置は？
　　L1-APOを参考に
③functional（形態に影響を与えている要素はないか？）
　・異常習癖(tongue thrust, 異常嚥下, 指しゃぶりなど)
　・鼻呼吸障害
　・片咀嚼, TMDなどの検査
　・その他

表3　Thilanderの言葉.

In many cases the orthodontic treatment can be accomplished by comparatively simple measures. All tooth movements, however, must be preceded by a comprehensive orthodontic analysis and treatment planning. Without such an analysis even so-called "minor tooth movement" may produce more problems than they solve.

4．典型症例での分析の流れと臨床応用

　以上の知見をもとに，典型的なドリコフェイシャルおよびブラキオフェイシャルの症例の分析パターンを**図4 a, b**に示す．骨格系をどのように判断して診断に結びつけているのか，その流れに注意したい．

　矯正的な歯牙移動をともなわなくても，骨格系の理解は，臨床に利益をもたらすことがある．**図4 c**に示す症例は，無歯顎患者に対してセファロを利用して義歯をつくった例である．FxとLFHは，患者固有の値として成長発育の時期をとおして変化しないといわれている．無歯顎になった患者に分析値を当てはめ，顎位と歯の位置を決める参考にした例である．また，**図4 d**は，ドリコフェイシャル，skeletal class II，Angle class IIの患者である．上顎前歯部が離開してきたことを主訴に来院した．このよ

うな場合，歯周病による病的歯牙移動が生じていることは明白であるが，もともと患者のバックグラウンドとして，すでに骨格性の上顎前突をもっており，大きいLFH，小さいFxなどから容易に咬合挙上などができないことがわかる．極端なドリコフェイシャルやブラキオフェイシャルのタイプは，外見の特徴が著しいためにその判断は比較的容易であるが，多くの患者については必ずしもそうとは限らない．したがって，たとえば有歯顎を全顎補綴する際などもセファロを撮って患者がどちらの傾向をもち，骨格性で何級なのかをあらかじめ知っておくことは決して無駄にはならないだろう．

　以上，非常に簡単ではあるが，矯正の診断系について触れてきた．分析のまとめを**表2**に示す．

　LOTを臨床で考える際，理想的には矯正専門医が日常行っているような診断系を完全にマスターすることがベストであるが，残念ながらGPは多忙である．したがって，本書ではあくまでもGPの視点に立って，分析法についてもかなり大胆にダイジェストさせていただいたことを付記しておきたい．

　最後に，包括的治療を矯正医として他の専門家とともに多数行っているDr. Thilanderの言葉を挙げておきたい（**表3**）[6]．

参考文献

1．根津浩，永田賢司，吉田恭彦，小坂肇，菊池誠．日本人の8歳12歳および成人におけるcephalometric clinical normについて．日矯歯誌．1983；42：518.

2．根津浩，永田賢司，吉田恭彦，菊池誠．歯科矯正学：バイオプログレッシブ診断学．東京：ロッキーマウンテンモリタ，1984.

3．宮下邦彦．頭部X線規格写真法の基礎．東京：クインテッセンス出版，1999.

4．Enlow DH, Hans MG. Essentials of Facial Growth. USA：WB Saunders Company, 1996.

5．Ricketts RM. Dr. Robert M Ricketts on growth prediction. J Clin Orthodont. 1975；9：340-352.

6．Thilander B. The role of the orthodontist in the multidisciplinary approach to periodontal therapy. International Dental J. 1986；36：12-17.

第5章
LOTの診断を考える（その1）

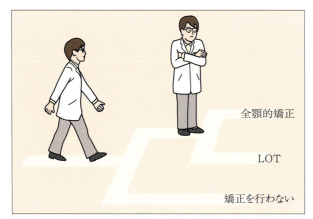

図1　矯正診断の分かれ道.

はじめに

前章まで骨格系を中心とした成人の矯正診断の流れについて簡単に解説してきた．具体的には，それは日常臨床のなかで咬合をつくりだす上下歯列を乗せている骨格系とその機能について，より理解を深めようということであった．

ここからは，一般的矯正診断の流れをある程度ふまえたうえで，LOTの診断をどのように組み立てていくかを考えていきたい．

1．矯正の適用とLOTの禁忌

第1章の表1で述べたように，日々来院してくる患者のなかでいわゆる不正咬合のバックグラウンドをもつ人は多い．しかし，これらの患者すべてに矯正治療が適用できるわけではない．もし図1に示すような矯正治療へと至る道があるとしたら，臨床医に求められているのは，それぞれの分岐点で患者が分かれ道を選択するにあたっての的確なアドバイスであろう．

第5章　LOTの診断を考える（その1）

矯正は健康医学であり，矯正そのものが主訴である場合は別にして，ある患者に矯正治療を勧めるかどうかは術者の裁量で決まる．術者がこのアドバイスを十分理解することは，同時に診断を理解することにつながる．では，具体的な例をあげて考えてみよう．

たとえば，図2のような患者に対して矯正治療を勧める根拠はどこのあるのだろうか．生涯にわたって歯を機能的な状態で残すということのみに注目すると，矯正治療を行う根拠は今のところやや乏しいかもしれない．すなわち，矯正治療者と非治療者のその後のペリオ罹患率を比較した一連の研究や，ALD（Arch Length Discrepancy）の量とう蝕の発生率を比較した研究によっても，矯正治療を行うアドバンテージはいまだしっかり示されていない．いい換えれば，（審美性の改善を除けば）矯正を行うことによって歯科の2大疾患であるう蝕とペリオから逃れられているという明確な証拠はまだない[1〜4]．これは，両者が感染症であり，疫学的調査をすると，クラウディングの量というよりもむしろプラークコントロールの影響のほうがずっと大きいからであろう．

また，TMDについても，不正咬合との関連性が非常に疑われている現在，咬合を変化させることによる利益がどのくらいあるのかは不明であり，TMDを予防する手段としての矯正治療は，今のところないといえる．

PullingerとSeligmanは，不正咬合者をいくつかのカテゴリーに分けてTMDとの関連性を調べ，とくに図3に示すような骨格性のオープンバイトと顎関節症との繋がりについて言及している．彼らはまた他の不正咬合のタイプについてもTMDとの繋がりが疑えるとしており（表1），このような不正をもつグループでは多少治療の根拠がより明確かもしれない．

以上の見解から，患者の集団は，臨床的に治療の必要性が十分高くかつ治療に根拠があるグループと，治療をしても利益があるとは考えられないグループおよびその中間のグレーゾーンのグループに分けられる．

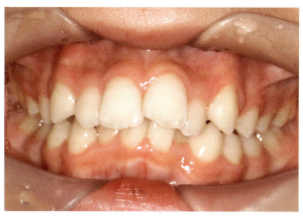

図2　犬歯低位唇側転位．

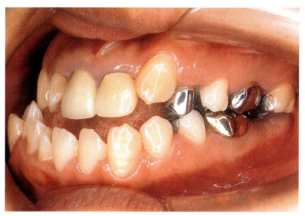

図3　骨格性のオープンバイト．

表1　顎関節症の発症に際し，注意を要する不正咬合（文献5より引用）．

①骨格性のアンテリアオープンバイト
②6mm以上のオーバージェットを有するもの
③いわゆるCO-CRのスライド量が4mm以上
④片側性 scissors' bite
⑤臼歯の5または6歯以上の喪失

もし，図2の患者についてう蝕やペリオ，またはTMDを予防するために，矯正治療を勧めることはおそらく少し的外れになってしまう．う蝕やペリオについては，根拠のある治療は感染の防止であり，TMDについては，人によってはもしかしたらクレンチングを減少させることになるのかもしれない．しかし，現実的には個々の症例で歯が重なっているところにう蝕を発見することは頻繁にあり，クラウディングによって清掃性が悪くなっていることも明白である．また，茂木らによる20本以上の残存歯をもつ80歳以上の高齢者に対する調査では，

表2 頻度の高いLOTの対象.

①下顎大臼歯の近心傾斜
②上顎前歯マイナークラウディング
③上顎前歯フレアリング
④下顎前歯クラウディング
⑤下顎前歯挺出
⑥上下顎前歯スペーシング
⑦下顎第二小臼歯舌側転位
⑧上顎第二大臼歯頬側転位
⑨支台歯築造のための挺出

①犬歯の低位唇側転位，前歯部反対咬合はいない
②とくに上顎でクラウディングが少ない
などの結果がでている[6]．これは，間接的に矯正治療の有効性を暗示している．

　ここで，たとえばオープンバイトに代表されるような矯正が必須のグループは，本格矯正の対象となり，LOTは禁忌である．このグループは，換言すると骨格性のズレが大きいか（第2章：**図2** type3），極端なドリコフェイシャルおよびブラキオフェイシャルをもつことも多く，矯正専門医に紹介すべきである．LOTの治療は，
①骨格性のズレが少なく
②少なくともグレーゾーンに位置する
患者がおもな対象となるといえる（単純な挺出，捻転の改善などを除く）．

　図1の最初の分岐点で考えないといけないことは，まず何らかの矯正治療を行うことにより患者に利益があるかどうかであり，またそれに対して明確な根拠を術者が示すことができるかどうかである．そして，つぎの分かれ道では，とくに骨格系の診断において，そのズレが極端でないかがポイントとなる．ただし，ズレが少なくても本格矯正の治療対象となることは頻繁にあり，またそのほうが患者の利益にかなうことも多い．したがって，ある矯正ケースを専門医に紹介して本格治療を行ってもらうのか，または自身がLOTで解決するのかについては，場合によっては判断が難しい．この分岐点の判断については，むしろ臨床でのニーズから絞り込んだほうが

わかりやすい．

2．頻度の高いLOT

　2：8の法則という考え方があると聞く（たとえば，テレビをみるときに使用する機能の8割は，2割のリモコンのボタンしか使わないなど）．経験的に臨床で遭遇する頻度の高い（ニーズの高い）部分矯正を**表2**に示す．LOTの8割程度は，この範疇に入るのではないかと思われる．したがって，LOTの診断を組み立てていく際，このなかのどの分野に当てはまるかを考えて，その後それぞれのケースのなかでの具体的に解決するべき問題を考えていけばよい．もし，このパターンに当てはまらないLOTに遭遇しても，8割がわかっていればある程度の対処ができるはずである．

3．LOTの3原則

　LOTが全顎矯正と大きく異なるのは，原則として患者固有の顎位を変えずに特定の歯を動かそうとすることである．しかし，現実に歯を移動させると，必然的に当該歯の挺出や固定歯の移動を招き，LOTの前提と矛盾してしまう．矯正専門医にとっては，顎位や対合歯をある程度コントロールできる全顎的治療のほうが，むしろLOTよりやさしいといわれるゆえんである．

　LOTは**表3**，**図5**に示す3原則があり，診断を行ううえでこの要素をそれぞれのケースに当てはめていくと非常にわかりやすい．また，古賀らはLOTの診断にあたり，これに対して関連する基礎的事項を**表4**のように挙げている．

　つぎのパートから，それぞれのケースで診断の流れがどうなっているのかを具体的にみていきたい．

4．近心傾斜した下顎第二大臼歯の アップライト

　臨床では下顎第二大臼歯の近心傾斜にたびたび遭

第5章　LOTの診断を考える（その1）

表3　LOTの3原則．

①スペースの確保	スペースのないところに歯牙移動はない
②アンカレッジへの配慮	十分な固定源を確保し，かつ固定源が動かない
③干渉のコントロール	治療中の咬頭干渉のコントロール

LOT 3 原則

① スペースの確保 どんなに力を加えてもスペースのないところへは歯が動かない

② 固定源の確保  移動対象歯に対しての力を負担する固定源が必要

③ 干渉のコントロール 対象歯が移動中に咬頭干渉しないようにコントロール

図5　3原則がすべてクリアできるLOTの治療難易度は低い．

表4　LOTを取り巻く基礎的事項（文献7より改変引用）．

①顎関節
　・機能異常は認められないか
　・矯正治療中に二次的に発生する咬頭干渉はないか
②組織反応
　・骨の吸収および添加
　・歯根膜の反応
　・ペリオとの関連
　・好ましい矯正力は
③筋力（顎顔面構造の検討）
　・不正が骨格性のものか歯槽性のものか
　・治療目標の設定
　・骨格筋肉系の反応予測
④治療のメカニクス
　・どの歯をどこまで動かすか
　・どのような装置を使用するか
　・力系をどう設定するか
　・固定歯をどこに求めるか
　・矯正力の伝達機構は
⑤矯正装置・材料
　・可撤式か固定式か
　・ワイヤー，ゴムの力学的特性は
　・バンディング，ボンディング

遇するが，アップライトの際，当該歯は挺出しながら遠心移動するので，もしphase 1 の診断で患者がドリコフェイシャルであれば，治療にともなって生じる臼歯部の咬頭干渉が，全体の咬合により影響を与えやすい（図6）．したがって，このようなケースでは，あらかじめフェイシャルタイプをある程度把握しておくべきである．

つぎに，phase 2 では，
①スペースの確保（智歯の抜歯ができるか）
②固定源への配慮（反対側まで固定源を延長できるか，アンカースクリューが使用できるか）
③干渉のコントロール（咬合面の削合が許されるのか）
などが診断上のポイントとなる．したがって，同じようなアップライトのケースでも，フェイシャルタイプが異なるようなとき，すなわちドリコフェイシャルでは咬合面の削合量がより大きく，固定をより強くしなければならないようなことがあるかもしれない．反対にブラキオフェイシャルでは，大臼歯歯冠高径と遠心部の咬合高径はともに乏しいことが多く，難易度を上げる原因となることもある．

また，図7aは若年者で天然歯のため，干渉をコントロールする手段として咬合面の削合が難しく，治療の難易度を上げている．反対に図7bのように，智歯を抜いて（スペースの確保）反対側まで固定源が確保でき（アンカレッジへの配慮），無髄歯であるため，咬合面の削合が容易（干渉のコントロール）であれば，非常に簡単なケースとなる．

最後に，大臼歯アップライトにおける診断のポイントとその対処法を表5に示す．

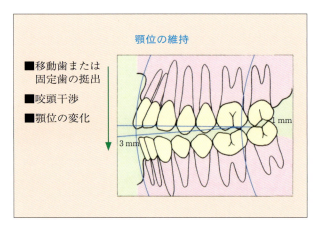

図6 臼歯部の咬合変化が前歯部に及ぼす影響.

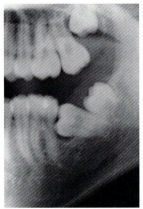 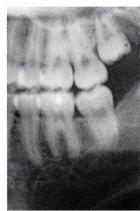 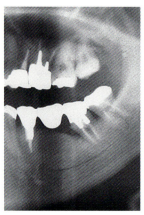 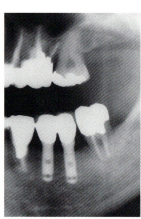

図7a 天然歯をそのまま使用する計画では，干渉のコントロールが難しく，LOTの難易度が高くなる．

図7b 智歯抜歯により遠心部のスペースを確保し，咬合面を削合することで干渉から逃れている．このようなケースは，LOTとしての難易度が低くなる．

表5　下顎大臼歯アップライト．

①スペースの確保	智歯の抜歯
②固定源の確保	原則としてリンガルバーなどで反対側へ延長またはアンカースクリューの使用
③干渉のコントロール	咬合面の削合は必須

参考文献

1. Ingervall B, Jacobson U, Nyman S. A clinical study of the relationships between crowing of teeth, plaque and gingival condition. J Clin Periodontal. 1977 Aug；4(3)：214-22.
2. Buckley LA. The relationships between malocclusion, gingival inflammation, plaque and calculus. J Periodontol. 1981 Jan；52(1)：35-40.
3. Palin-Palokas T, Ruokokoski-Pirkkanen S. Occlusal features and caries experience. Proc Finn Dent Soc. 1990；86(2)：77-82.
4. Katz RV. An epidemiologic study of the relationship between various states of occlusion and the pathological conditions of dental caries and periodontal disease. J Dent Res. 1978 Mar；57(3)：433-9.
5. Pullinger A, Seligman DA. A multiple analysis of the risk and relative odds temporomandibular disorders as a function of common occlusal features. J Dent Res. 1993 Jun；72(6)：968-79.
6. 茂木悦子，宮崎晴代，一色泰成．8020達成者の歯列・咬合の観察．日本歯科医師会雑誌．1999；52(5)：619-26.
7. 古賀正忠，藤沢幸三郎．歯周治療と補綴前処置を考えたMTM．東京：デンティスト社，1987.

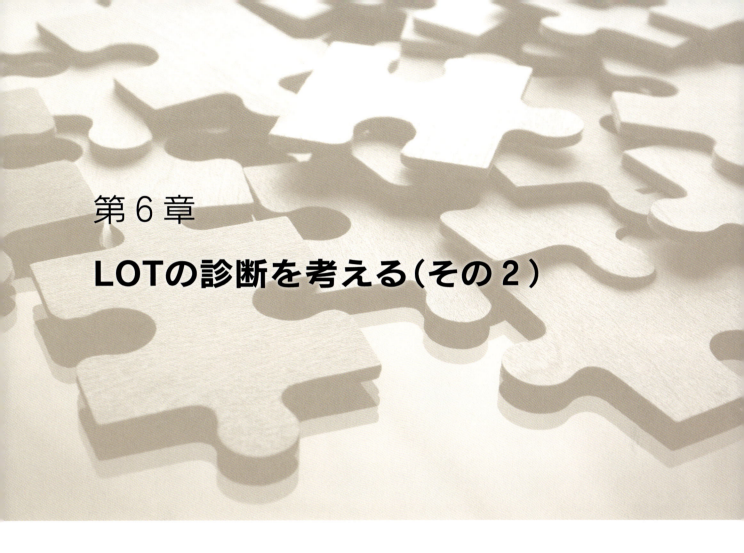

第6章
LOTの診断を考える（その2）

はじめに

全体をみてから部分をみるという診断の原則があるとすれば，矯正に限らず，臨床医はまず患者の少なくとも首から上を観察した後，口腔内を検査していくべきであろう．前章で触れた大臼歯をアップライトするケースでも言及しているように，患者の顔面型がどの傾向をもっているかを事前に把握しておくことは，高径のクリアランスの問題や閉口筋の反応などの治療にともなうリスクを示唆してくれる．したがって，矯正的アプローチを考えるとき，骨格系のズレが非常に大きいケースは，LOTの適用とならない（前述）．

矯正の診断は，その適用が歯列の一部分であろうが全体であろうが，まず骨格系，その後口腔内という流れを意識するべきである（図1）．

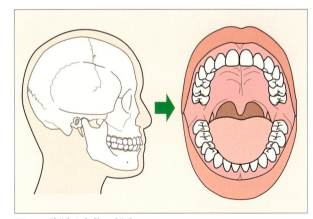

図1　診断は全体→部分．

1．ALDとスペースの確保

歯の幅径の総和と歯槽周長の不調和をアーチレングスディスクレパンシーという（以下，ALDと略）．全顎矯正の診断では，通常下顎第一大臼歯間

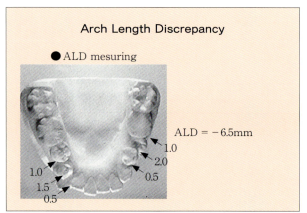
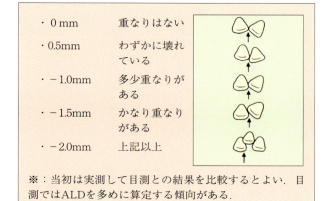

図2a ブロークンコンタクト法．隣接面コンタクト部において，本来接触するべき位置関係が壊れている箇所に上記の目安を当てはめてALDを算出する．

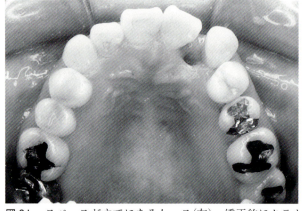
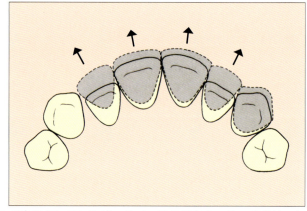

図2b スペースがすでにあるケース（左）．矯正的にクラウディングをほどいていけば，スペースの足りない分，前歯はフレアーする（右）．

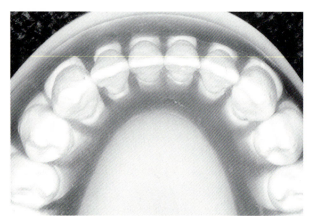

図2c set upモデル．

のALDを考えるが，LOTの場合は歯を動かそうとする限局した領域でのALDをあらかじめ算定する必要がある．

ALD算定の方法はいくつかあるが，臨床的にはブロークンコンタクト法が簡便で使いやすい（図2a）．算定されたALDに対してスペースを確保する手段は，通常，

①歯の隣接面のエナメル質削除（IPR：Inter Proximal Reduction）
②抜歯
③拡大

のいずれかである．このうち，IPRについては，失活歯や隣接面に充填物があるものは適用しやすい反面，生活歯では自ずと限界がある．抜歯によるスペースの確保についてはLOTでは全顎的移動を前提としていないため，限られた選択肢となっている．しかし，要抜去歯が存在して結果としてそのスペースを利用してLOTを行うケースはある（図2b）．また，LOTでも例外的に下顎の3-incisor仕上げや犬歯の低位唇側転位などで健全歯の便宜抜去を行う場合がある．拡大については，おもに上顎で適用される場合が多いが，LOTでは通常対顎の歯牙移動を

第6章　LOTの診断を考える（その2）

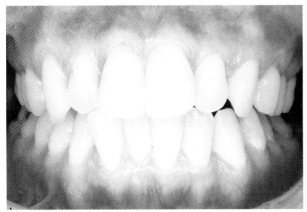

図3a　マイナークラウディング．上顎犬歯間ALDは約－1.5mmで，LOTの適用は容易である．

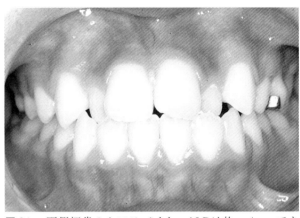

図3b　両側切歯のクロスバイト．ALDは約－4mmであり，スペースの確保のめどがたたない場合は，LOTを行うべきでない．また，側切歯ジャンピングの必要性が治療難易度を上げている．

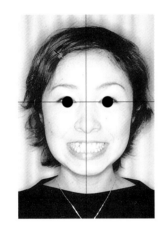

図3c　上顎右側側切歯の片側ロック．ALDは約－4mmであるが，中切歯が正中線より偏位している．患者の訴えのなかにこの問題があれば，LOTではなく全顎矯正でアプローチするべきである．

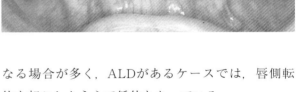

行わないことも多いため，片顎の拡大によって逆に幅径の調和を損なわないようにするべきである．意識的に歯列の拡大をしなくても，クラウディングをほどくということは，必ずフレアリングを起こすということを忘れてはならない（図2b右側）．上下顎前歯のクラウディングケースの場合，LOT適用部位に対して診断用set upモデルを製作して参考にするとわかりやすい（図2c）．

2．上顎前歯のマイナークラウディング

臨床で，上顎前歯の叢生ケースに遭遇することは多い．とくに，上顎6前歯は審美性を決定づける領域であり，補綴前処置としてもLOTを行う意義は高い．上顎前歯は，その萌出順序から犬歯が最後と

なる場合が多く，ALDがあるケースでは，唇側転位を起こしたうえで低位となっている．

犬歯は，萌出の際に側切歯をより口蓋側に押し込むことにより，全体的な凸凹感を生じる（図3a）．このとき，ALDが大きいと側切歯は口蓋側に大きく移動し，部分的にクロスバイトをつくる（図3b）．また永久歯交代の状況により，クラウディングが片側のみで生じている場合もある（図3c）．このようなケースでは，上顎中切歯が顔貌のミッドラインに合致しないため，審美性を損ねている場合がある．

マイナークラウディングとは，犬歯間ALDが－4mm前後までで原則として側切歯がクロスバイトをつくっていないケースであり，LOTケースでの治療難易度が比較的低いケースとなりやすい．では，具体的にLOTの3原則（第5章：表3）を当てはめて考えてみよう．

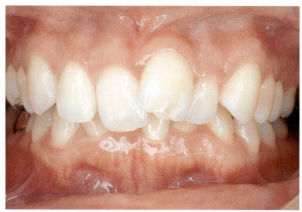

図4a　LOTでは，当然classⅡそのものを改善することはできないが，スペースの確保ができれば，干渉，固定の問題はない．

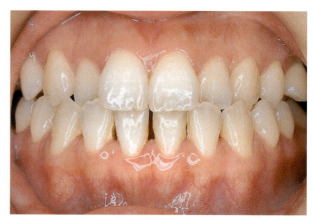

図4b　classⅢではジャンピングがあるため，難易度は上がるが，全体の咬合関係を改善できる．

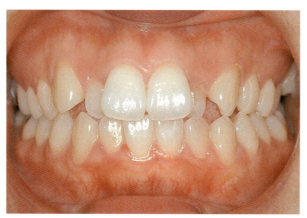

図4c　オーバーバイトの小さいケースは，治療中に前歯部開咬となりやすい．

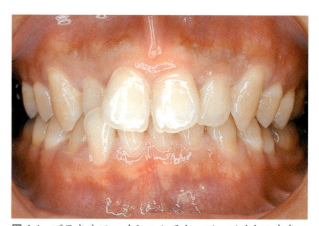

図4d　ブラキオフェイシャルでオーバーバイトの大きいケースは，ジャンプが難しく，難易度を上げる．

表1　上顎前歯クラウディングのまとめ．

- ALD−4mm以下で，側切歯のロックがないケースは最適用
- 中切歯がミッドラインより大きく外れているケースはLOT不適
- classⅡでは前突が強調される恐れ，classⅢでは前歯部被蓋の改善に貢献する可能性
- ドリコフェイシャルで浅いオーバーバイトと，ブラキオフェイシャルでロックのある深いオーバーバイトのケースは要注意

　図3aのケースは典型的なマイナークラウディングであり，ALDは比較的小さく（−1.5mmと判定される），IPRによってスペースの確保は十分期待できる．また，固定源の確保については，この場合，矯正による歯牙移動はエッジワイズで行うのであれば相反的であり，特定の固定源を必要としない．さらに，側切歯が口蓋側に転位しているわけではないので，ジャンピングによる咬頭干渉はない．したがっ

て，このようなケースでは，スペースの確保さえできれば，LOTの難易度は低く，適用が比較的容易であるといえる．

　逆に，側切歯の口蓋側転位がある図3b, cのケースでは，

①スペースの確保がIPRのみでは困難
②口蓋側転位した側切歯をジャンプさせるときに咬頭干渉のコントロールが必要
③ミッドラインコレクションの際のスペースと固定源の確保が困難（図3cのケース）
④咬頭嵌合位が側切歯のロックにより前方に誘導されており，ロックをとると下顎が後退して咬合が変化するケースがある

などの理由で難易度が上がりやすい．側切歯がロックしているようなケースでは，ALD除去のために，

第6章 LOTの診断を考える（その2）

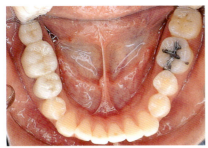
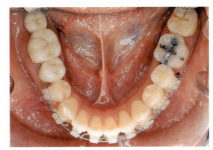

図5a 犬歯間ALDは約−1.5mmと考えられる．患者がclass IIであったため，IPRをしないでフレアーさせている．

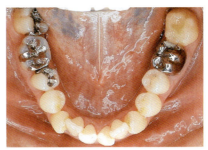

図5b ADLは約−5mmと考えられる．このようにクラウディングが大きいケースでは，切歯を1本抜歯してもスペースが不足する場合がある．

抜歯か歯列の拡大が必要となり，LOT不適となる可能性がある．逆に，すでにう蝕などで側切歯や他の歯が抜歯の対処となるようなケースや，フルマウスリコンストラクションで多くの失活歯があり，IPRが十分できるようなケースでは，スペースの確保が容易なため，ロックはあってもLOTの適用は十分可能である．では，上顎前歯部クラウディングについて，骨格系とのかかわりはどうなるのであろうか？

一般的に，犬歯低位唇側転位をもつ患者はAngle class I が多く，したがって，クラウディングの量は大きくても骨格的にはズレの小さい患者が多い．反面，skeletal class II の傾向をもつケース(図4a)は，口蓋側転位によるロックはもともと生じにくく，矯正的に歯の排列は可能であるが前歯部が多少フレアリングを起こし，前突感が強調される可能性がある．また，上顎歯列を拡大してスペースを得ようとすると，II級咬合が本来もっている幅径の不調和を一層悪化させてしまう(第2章：図5)．

以上の結果を受け入れられる状況であれば，クラウディングの除去を進めていけばよい．

逆に，skeletal class III の傾向をもつ(図4b)場合は，歯列を拡大してフレアリングさせることになり，全般的には咬合の改善が望める．この場合，ロックしている側切歯をジャンプさせるときに十分な注意が必要であり，当然LOTの難易度は上がる．また，骨格性でバイトの浅いケース(図4c)は(ドリコフェイシャル傾向で下顎角が開大している場合など)，犬歯

が低位のため，レベリングすると切歯がやや圧下されてオープンバイトになってしまう可能性がある．さらに，側切歯がロックしてバイトが深いブラキオフェイシャル傾向の患者(図4d)は，スペースの確保ができても，ジャンプが難しいであろうことは容易に想像できる．したがって，以上のようなケースでは，LOTの適用は避けたほうがよい場合もある．

上顎前歯のクラウディングケースについて，LOTの適用のまとめを示す(表1)．

3．下顎前歯部クラウディング

下顎の前歯部は，クラウディングを生じやすい部位である．若年時にはきれいな歯列をもっていても，加齢にともなうクラウディングの発現は多くの患者でみられる．この部位について，LOTの原則の適用を考えてみよう．

スペースの確保については，IPRか抜歯(3-incisorの適用)，固定源については，下顎大臼歯が活用できる場合は問題が少なく(下顎大臼歯は強固な固定源として期待できる)，干渉のコントロールについては，通常問題にならない．具体的には，ALDの量が少ない図5aのようなケースでは，IPRにより十分対応が可能である．図5bのようにALDが大きいケースでは，切歯を1本抜歯してスペースを確保することが多い(下顎の犬歯間の大幅な拡大は後戻りの問題があり，通常スペースを確保する手段として不向きである)．

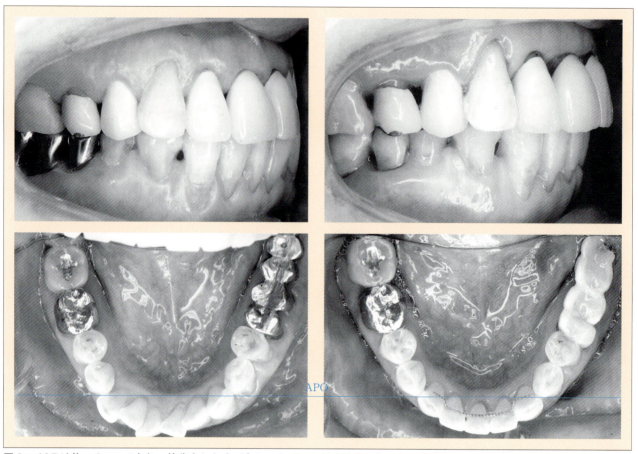

図6 ALDは約−2mmであり，抜歯をしなくてもクラウディングは除去できるが，患者はclass Ⅲ傾向であったので，右側中切歯を抜いて3-incisorとした．診断時には，APO line（第4章：図1a）を意識するべきである（下顎前歯が後退し，L1 to APOが小さくなっている）．

表2 下顎前歯部クラウディングのまとめ．

- 干渉，固定とも問題が小さく，スペースの確保についても3-incisorとできるため，応用範囲が広い
- ALDが−5mmを超えるケースは，場合によってはLOT不適
- class Ⅱはフレアー，class Ⅲは3-incisorの診断傾向

いわゆる3-incisor仕上げについては，ブラックトライアングルの発現やミッドラインの不一致，オーバージェットが残りやすいなどの問題もあるが，クラウディングを除去して審美性と清掃性を確保するLOTの手段としてはよい方法である（方法については治療各論）．

では，抜歯に踏み込むかどうかの判断はどのように考えるべきなのであろうか．

通常，犬歯間で−3mm以上のALDがあれば，4前歯のいずれかの抜歯を考えてもよいのかもしれない．抜歯する切歯は，う蝕，エンド，ペリオなどの要素で1番条件の悪い歯にするべきである．4切歯が同条件であれば歯牙移動にかかる手段と時間を考慮すると，どちらかの中切歯が抜歯対象となることが多い．さらに骨格系との関連ではclass Ⅱではフレアリングが許され，class Ⅲ ではALDが小さくても抜歯して3-incisorという診断・治療となりやすい（図6）．また，側方歯群がⅠ級関係であれば，3-incisorによる仕上げは当然前歯部にある程度のオーバージェットを残すことになる（カップリングのため，オーバーバイトを大きくして仕上げるとこも多い）．

最後に，下顎前歯部クラウディングについてのLOT診断のまとめを表2に示す．

第7章
LOTの診断を考える（その3）

はじめに

　診断とは，いうまでもなく患者の病的状態を術者が判断することであり，具体的な治療法を決定するためのプロセスである．LOTでは歯列を直接視認できるため，診断学的にいえば「ALD－3mmの下顎前歯部叢生」とか「下顎右側第一大臼歯欠損による同部第二大臼歯の近心傾斜」などが診断名になるのかもしれない．しかし，口腔内の一部分の状態を単に表現するだけでは，治療につながる具体的な姿はみえてこない．診断とは，本来それが決まった瞬間にいくつかの治療法が示唆されるはずである．正しい診断は，それを生みだす思考過程のなかで，結果として具体的な治療法を連れてきてくれる（図1）．
　では，LOTにおける「具体的な治療法を決定するためのプロセス」とは何なのであろうか？　それ

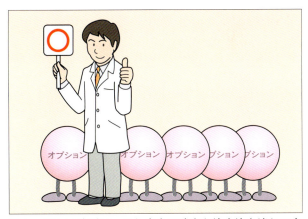

図1　正しい診断は，より安全で確実な治療法を連れてきてくれる．

は，骨格系のバックグラウンドを理解したうえでのLOT3原則の適用であり，治療の難易度をより具体的に判定していく作業である．スペースが確保されて固定源の問題がなく，干渉の生じる恐れのないケースは，たとえ状況が複雑にみえてもLOTの適

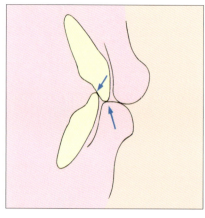
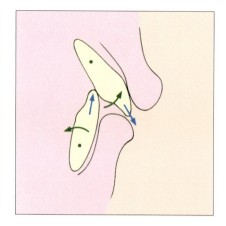

図2a　上下顎前歯に対する挺出のストッパー.
図2b　物理的関係が壊れ，病的歯牙移動が始まる.

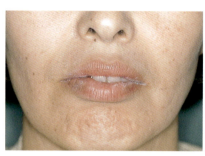
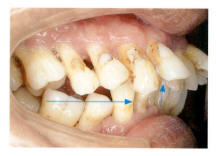

図2c　口元．口裂より切歯がのぞいている．
図2d　臼歯の近心傾斜と前歯の挺出により増大したSpeeの湾曲．

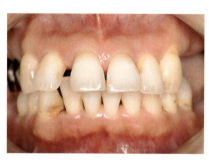
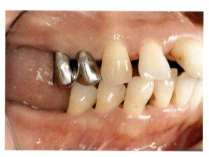

図3a,b　典型的なフレアリングケース．

表1　典型的なフレアリングケースでみられる項目．
①ペリオの罹患
②臼歯部における喪失歯，傾斜歯，補綴歯
③下顎前歯の突き上げと挺出
④上顎前歯の唇側傾斜とスペーシング
⑤強いSpeeの湾曲と深い被蓋

用はやさしい．逆に一見単純にみえるようでも，スペースや固定源の問題を見抜くことができなければ，治療を始めたことを後悔することにもなりかねない．

ここでは臨床でたびたび遭遇する上顎前歯のフレアリングケースを中心としたLOTの診断を考えていきたい．

1. 上顎前歯のフレアリングと下顎前歯の挺出

上顎前歯のフレアリングは，典型的には中高年者が正中離間や前突感を訴えて来院するケースが多い．患者は多くの場合でペリオに罹患し，骨の物理的サポートが減少しているため，治療にあたってはペリオからくる炎症のコントロールが前提となる．このようなケースでは，ペリオ罹患歯の動的治療という点を意識するべきである（ペリオと矯正治療については12章）．

上顎前歯がフレアリングを起こす原因は，直接的には下顎の突き上げである．多くのケースで，フレアリングはまず臼歯部高径の低下が生じ，結果とし

第7章 LOTの診断を考える(その3)

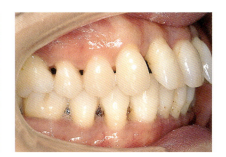

図4a 図4b

図4a,b 一見，側方歯群は1歯対2歯で安定しているが，近心傾斜により咬合高径がわずかに減少している．

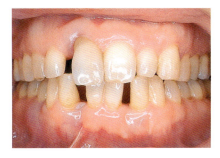
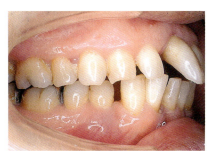

図5a 図5b

図5a,b 舌癖のあるケース．下顎前歯も唇側傾斜し，スペースを生じている．

て起こる下顎前歯の突き上げが上顎前歯の唇側傾斜を引き起こしている．臼歯部における高径の変化はわずかでも，前歯部では3倍近くに拡大されるため，下顎骨のオーバークロージャー（LFH：Lower Facial Heightの低下）は前歯部で増幅されやすい（5章：図6）．また，通常静的咬合状態では下顎前歯は上顎前歯，上顎前歯は下唇という組み合わせで挺出防止のサポートがあるが（図2a），いったんこの関係が壊されるとストッパーを失った上下顎前歯は挺出を始める（図2b）．結果として生じるディープバイトは，このような上下前歯の挺出と咬合高径の低下による下顎のオーバークロージャーとのコンビネーションによるものである．

以上のことから，上顎前歯のフレアリングや下顎前歯の挺出は，同部に限局した問題としてではなく，posterior bite collapseがもたらした全顎的な病的歯牙移動の一部としてとらえるべきである．したがって，図3のような典型的な上顎前歯フレアリングケースでは，ペリオ罹患後の臼歯部サポートの喪失または高径の低下→下顎前歯の突き上げと挺出→上顎前歯のフレアリングという病的連鎖が生じていると考えられる．

典型例と診断される場合は，表1に示される項目が存在するが，上顎前歯のフレアリングを起こしているケースがすべてこの条件を満たしているわけではない．では典型的ではないケースは，具体的にどのような点をみていくべきであろうか？

1）臼歯部咬合は安定しているか

図4は，比較的臼歯部が安定しているskeletal class II，denture class I，メジオフェイシャルのバックグラウンドをもつケースである．臼歯部咬合は一見安定しているようであるが，明らかに下顎前歯の挺出と上顎前歯のフレアリングを起こしている．

もともと側方歯群を観察すると，歯軸がわずかに近心傾斜しているため，咬合力のベクトルの一部は必ず前方へ歯を押しだそうとする力に分解される．このケースでも，臼歯部の骨サポート減少による近心傾斜によって，わずかな咬合高径の低下が生じていると思われる．LOT 3 原則適用を考えると，スペースの確保はすでに上顎前歯がスペースをもっているために問題なく，また側方歯群が揃っているので固定源の問題も少ない．

しかし，フレアリングではつねに問題となることであるが，上顎前歯を元の位置に戻す際に下顎前歯が干渉を起こすため，この部の圧下が必須となる．下顎前歯の圧下に問題がなければ，難易度はそれほど高くないと考えられる．

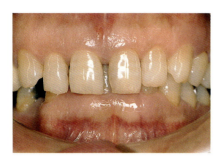
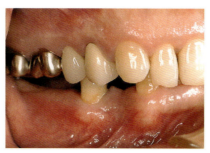

図6a,b ペリオーラルタイトのケース．下顎前歯の突き上げがあるにもかかわらず，上顎前歯はフレアーしていない．

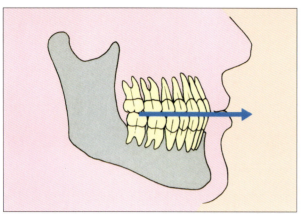

図7 咬合力の一部は，歯を近心傾斜させる推進力となる（文献10より改変引用）．

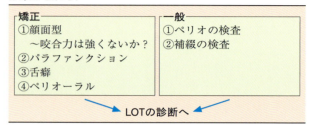

表2 フレアリングケースで何を診断するか？ フレアリングのケースでは，GPとしての診断と矯正の診断の統合化が求められる．

矯正	一般
①顔面型 　～咬合力は強くないか？ ②パラファンクション ③舌癖 ④ペリオーラル	①ペリオの検査 ②補綴の検査

→ LOTの診断へ ←

2）舌突出癖がないか？

図5のケースをみてみよう．

骨格形はメジオフェイシャルでskeletal classⅠ，もともとdentureもclassⅠであると考えられる．上顎前歯は，フレアリングとスペーシングを起こしているのにもかかわらず，図4のケースでみられたような下顎前歯の挺出と突き上げがみられない．これは，ペリオにより骨サポートが減少した前歯群に対して，舌の突出癖などで上下顎前歯を前方へ押しだしている結果であると思われる．そのため，下顎前歯もフレアリングを起こしてスペースを生じている．このようなケースはペリオーラルが比較的緩く，結果として前方へ移動してくる歯を口唇が支えきれていないものと考えられる．固定源の問題さえなければ干渉が生じないため，LOT適用は比較的容易である（舌癖そのものに対するアプローチも必要）．

3）ペリオーラルがタイトかどうか

口輪筋が強いと思われる図6のようなケースでは，必ずしも歯が唇側傾斜を起こさない場合もある．このケースは，もともとブラキオフェイシャルで，skeletal classⅠであるが，上顎前歯のスペースは明らかに下顎前歯の突き上げによるものであり，唇側傾斜していなくても病理的にはフレアリングとまったく同じである．LOT適用は，下顎前歯の干渉の除去ができれば容易と思われる．ディープバイトの原因は下顎前歯の挺出と高径の喪失であるから，圧下と臼歯部補綴により下顎前歯部の干渉が除去できれば，フレアリングの改善は容易なケースといえる．

ペリオーラルタイトのケースでは，上顎前歯がフレアーしない分，前歯の早期接触が下顎骨を後退させる要因となることがあるため，TMDについて，より精密なモニタリングが必要であろう．このような場合，咬合高径の増加は下顎骨を前下方へともってくる．

以上フレアリングケースをまとめると，その修飾因子として表2に示すような矯正と一般分野にまたがる複数の事項を同時に検査する必要があることがわかる．

咬合力が強いタイプでは，図7での前方への力が働きやすく，クレンチングなどがあると歯の接触時間が長くなり，歯を前方へ押しだす病的移動が加速

第7章　LOTの診断を考える（その3）

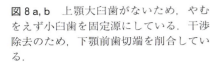
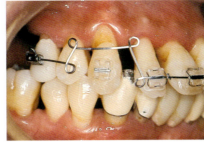
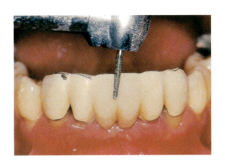

図8a,b　上顎大臼歯がないため，やむをえず小臼歯を固定源にしている．干渉除去のため，下顎前歯切端を削合している．

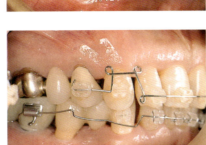
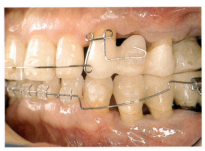

図9a,b　大臼歯部にインプラントを埋入し，固定源の確保と咬合の挙上をはかっている（図6の症例）．

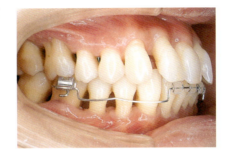
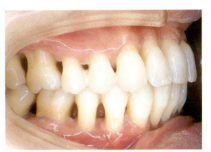

図10a,b　下顎前歯を圧下して干渉から逃れている（図4の症例）．

される．舌癖のあるタイプでは，口裂から前歯がのぞいてくる．

　LOTの原則に影響を与える因子をまとめると，
①スペースの確保はすでにあるため，通常問題とはならない．
②固定源については，臼歯部をすでに喪失していたり，あっても骨破壊により十分固定源として働いてくれない可能性も高い．図8は大臼歯がないため，やむをえず小臼歯を固定源にしたケースである．また，インプラントを臼歯部に埋入する場合には，それを固定源として積極的に使用できる（13章）．
③干渉のコントロールについては，臼歯部を補綴して高径の増加で逃れられるようであれば難易度が低くなる（図9）．このとき，下顎前歯を圧下して干渉をコントロールできれば理想的である（図10）．フレアリングの検査・診断は，ペリオ，補綴の問

表3　フレアリングケース．

①スペースの確保	通常問題とならない
②固定源の確保	大臼歯部の喪失または骨サポートの減少により困難性高い
③干渉のコントロール	下顎前歯の圧下，咬合高径の再獲得が必要

題が密接にからむため，他のLOTケースよりもいかにGPとしての診断とLOTの診断とを整合性をもたせるかが重要となってくる．表3に挙げた一般分野との間の接点をつなぐ診断のスキルが術者に求められる．

2．上顎第二大臼歯頬側転位

　臨床では，頬側に転位を起こしている上顎第二大臼歯に遭遇することがよくある．通常，下顎同名歯といわゆる鋏状咬合（scissors' bite）をつくっていることが多く（図11），このような噛み合わせの状態は，顎運動の自由度を制限することのみならず，咬合面

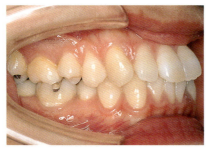

図11 第二小臼歯と第二大臼歯がscissors' biteになっている.

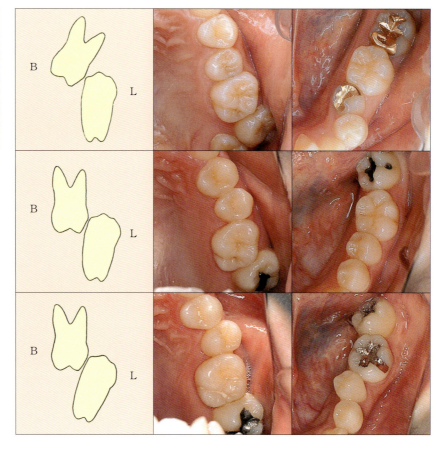

図12 位置関係からみたscissors' bite（鋏状咬合）の分類．下顎大臼歯のみに原因がある場合，LOTの適用の困難性が高くなる．

表4 上顎第二大臼歯頰側転位．

①スペースの確保	智歯があれば抜歯
②固定源の確保	通常問題は少ない
③干渉のコントロール	顎関節に近く困難性が高い

表5 診断のポイント．

①scissors' biteをつくっている位置異常は上or下？
②智歯は存在するか？
③顔面型は？

が接触しないため，咀嚼そのものについてもほとんど貢献していないと考えられる．

第二大臼歯の鋏状の咬合関係のみに注目してみると，図12に示すようないくつかのタイプがある．このうち，上顎第二大臼歯が転位しているというよりも，下顎第二大臼歯が大きく舌側へ転位しているような場合は，治療の困難性が多少高くなることが多い．このケースでのLOT3原則の適用を表4に示す．頰側転位した第二大臼歯を口蓋側へ引き込む際，咬頭をジャンプさせる必要があるため，治療中必ず干渉が生じる．この干渉は，上顎側切歯をジャンピングさせる場合と比べ，距離的により顎関節に近いところで生じるため，その分リスクが高くなることを認識するべきである．

骨格型との関連では，とくに顔面型の傾向をある程度把握しておくとよい．このケースの診断のまとめを表5に示す．

3．下顎第二小臼歯舌側転位

上顎で犬歯が低位唇側転位するように，下顎の第二小臼歯はその萌出順序から舌側転位を生じやすい．第二小臼歯から第一大臼歯にかけては，閉口筋群によって生じる咬合力の重心となるといわれているところでもあり，安定した臼歯部咬合をつくるためには，緊密な咬合接触が欠かせない部位である．したがって，単なる不潔域のコントロールという意味以上に同部の治療のニーズは高いといえる．

LOT原則に当てはめた治療のポイントを表6に示す．このうち，スペースを確保できるかどうかが

第7章　LOTの診断を考える（その3）

表6　下顎第二小臼歯舌側転位.

①スペースの確保	エナメル質または補綴歯の削合
②固定源の確保	通常問題は少ない
③干渉のコントロール	対合歯とscissors' biteをつくっていると困難性が高い

表7　診断のポイント.

①ALDに見合うスペースを確保できるか？
②scissors' biteをつくっていないか？

LOT適用の可否を決める最大のめやすとなる．通常，第二小臼歯は約7～8mmの近遠心径をもつため，臨床的には局所のALDが－2～－3mm程度が同歯を抜かないで引き起こす際の1つのめやすとなる．ALDがこれ以上ある場合は，むしろ抜歯をしてスペースを埋めていく方針をとったほうが現実的であろう（**図13**）．また，舌側転位の結果，scissors' biteを生じているケースも多いため，ジャンピングに際しての干渉のコントロールも考えていくべきである．

骨格系との関連については，scissors' biteがある場合は，前述の第二大臼歯の頬側転位に準じる．また，第二小臼歯を頬側へもっていくわけであるから，skeletal classⅡで幅径がもともと調和していないケースは，より難易度が高い．第二小臼歯舌側転位についてLOT診断のまとめを**表7**に示す．

LOTの診断は各々のケースで骨格系（skeletal何級？，長顔？or短顔？）と歯-歯槽系（Angle 何級？）を意識しながら，口腔内でLOTの3原則（スペース，固定源，干渉）を当てはめていこうということである．

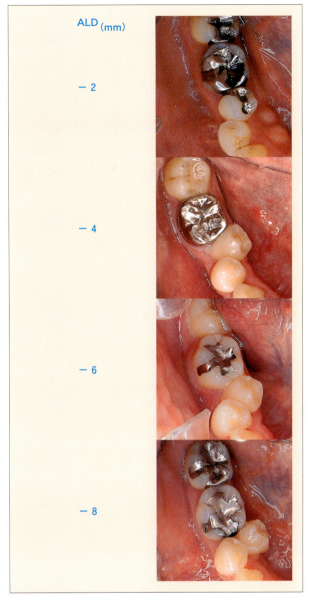

図13　局所のALDが－3mmを超えるケースでは，スペースの確保が難しい．完全に歯列から押しだされているか，それに近い状況（－6～－8mm）であれば，抜歯の対象と考えられる．

参考文献

1. Ingervall B, Jacobson U, Nyman S. A clinical study of the relationships between crowing of teeth, plaque and gingival condition. J Clin Periodontal. 1977 Aug；4（3）：214-22.
2. Buckley LA. The relationships between malocclusion, gingival inflammation, plaque and calculus. J Periodontol. 1981 Jan；52（1）：35-40.
3. Palin-Palokas T, Ruokokoski-Pirkkanen S. Occlusal features and caries experience. Proc Finn Dent Soc. 1990；86（2）：77-82.
4. Katz RV. An epidemiologic study of the relationship between various states of occlusion and the pathological conditions of dental caries and periodontal disease. J Dent Res. 1978 Mar；57（3）：433-9.
5. Pullinger A, Seligman DA. A multiple analysis of the risk and relative odds temporomandibular disorders as a function of common occlusal features. J Dent Res. 1993 Jun（6）；72：968-79.
6. 茂木悦子，宮崎晴代，一色泰成．8020達成者の歯列・咬合の観察．日本歯科医師会雑誌．1999；52（5）：619-26.
7. 古賀正忠，藤沢幸三郎．歯周治療と補綴前処置を考えたMTM．東京：デンティスト社，1987.
8. Uhde MD, Sadowsky C, BeGole EA. Long-term stability of dental relationships after orthodontic treatment. Angle Orthod. 1983 Jul；53（3）：240-52.
9. Owen AH. Single lower incisor extractions. J Clin Orthod. 1993 Mar；27（3）153-60.
10. Southord TE, Behrents RG, Tolley EA. The anterior component of occlusal force. Part1. Measurement and distribution. Am J Orthod Dentofacial Orthop. 1989 Dec；96（6）：493-500.
11. Marks MH, Cora H. Atlas of adult orthodontics functional and esthetic enhancement. Philadelphia：Lea＆Febiger, 1989.

第8章
LOTのメカニクスを考える

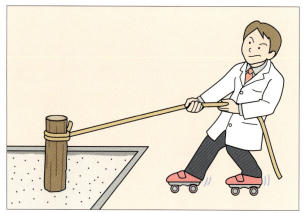

図1 矯正は、ローラースケートを履いて砂に刺した棒を引っ張るようなものである.

はじめに

　前章まで、LOTの診断系について述べてきた.診断を考えていくことは、結果として歯牙移動を行う際の難易度を教えてくれるし、また治療の選択肢も連れてきてくれる.その後の実際の歯牙移動に際しては、全顎的矯正(Comprehensive Orthodontic Treatment：以下、COTと略)やLOTを問わず、ある歯に外力を与えると、同時に固定源を動かそうとする反作用の力が、必ず生じてしまう.

　われわれは、ローラースケートを履いて砂のなかに埋まっている棒(歯)に紐を付けて引っ張っているようなことを行っているわけである(図1).このとき、棒は傾斜しながら挺出を起こし、同時にその反作用として人間は棒に引き寄せられる.多くの場合、矯正ではこれらは好ましい動きとはいえない.矯正のメカニクスを考えていくということは、力を加えることによって生じる一連の好ましくない動きを、いかに封じ込めていくかにある.

第8章　LOTのメカニクスを考える

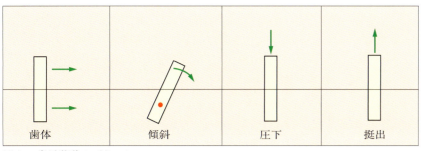
図2　歯牙移動のパターン.

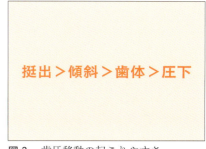
図3　歯牙移動の起こりやすさ.

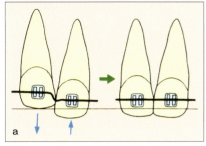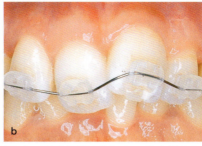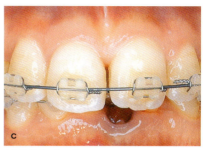

図4a〜c　レベリングはほとんど挺出して起こる.下顎前歯は3-incisor仕上げのため,抜歯されている.

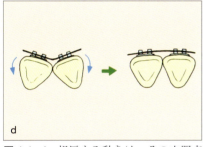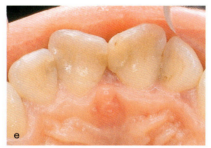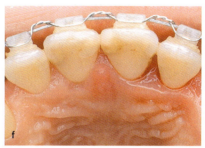

図4d〜f　相反する動きは,その中間点で揃う.上顎中切歯の翼状捻転を改善している.この場合の作用-反作用による動きは相反的で好ましい.

1．歯牙移動の生物学的背景

1）移動方向による反応

　通常,LOTの対象となるのは,ほとんど成人である.矯正力をかけたときに,成人の骨改造は,成長期に比べると差があるといわれているが,基本的な反応とその動きは,まったく同じと考えて差し支えない.

　通常の歯牙移動のパターンは,図2に示すようにその方向が何通りか考えられるが,それによる"歯の動きやすさ"は図3のように大きく異なっている.たとえば,圧下に比べて挺出はきわめて起こりやすく,これはレベリングをすれば,歯はその中間のレベルで並ぶのではなく,ほとんどが挺出して並ぶと

表1　頻度の高いLOTでの移動方向のパターン.

LOTの対象	おもな移動パターン	予想される骨反応	移動のタイプ
下顎大臼歯近心傾斜	傾	△	I
上顎前歯マイナークラウディング	傾,体	○	I,Ⅲ
上顎前歯フレアリング	傾,体	○	Ⅱ
下顎前歯クラウディング	傾,体	△	I,Ⅱ,Ⅲ
下顎前歯挺出	圧	×,△	I
上下顎前歯スペーシング	傾,体	△	Ⅱ
下顎第二小臼歯舌側転位	傾	○,△	I
上顎第二大臼歯頬側転位	傾	○,△	I

傾：傾斜,体：歯体,圧：圧下.

いうことを意味している（図4a〜c）.また,動きが相反的なものであれば,その中間点で揃うことになる（図4d〜f）.LOTでは固定源の確保がCOTに比べてより困難であることが多いため,対象歯に対して圧下や歯体移動を求めようとすると,難易度が上が

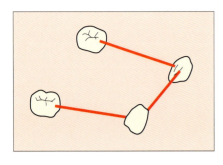

図5a
図5b 図5c 図5d

図5a　歯列はタテ-ヨコ-タテの"コ"の字型．側方歯群で犬歯を除いた残りが臼歯であり，前歯群で犬歯を除いた残りが切歯．
図5b　タイプⅠ：歯槽堤歯列のなかでの移動．
図5c　タイプⅡ：前歯のretractionまたはprotraction．歯列を前後的に縮小または拡大する移動．
図5d　タイプⅢ：歯列を側方に拡大する移動．

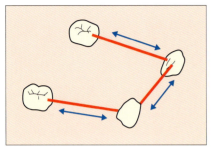 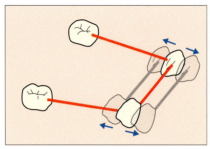 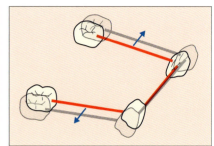

りやすいことがわかる．

　第5章表2で示した頻度の高いLOTでの移動方向のパターンを表1に示す．フレアリングやアップライトについては，比較的動きがよいことが想像される．

2）歯槽堤との関係

　LOTでの歯の動きは，片顎，片側であることも多い．同じ動きのパターンでも，歯槽骨のアーチの場所によっては，その歯牙移動の起こりやすさは異なってくる．アーチを咬合面からみた場合，大雑把に"タテ-ヨコ-タテ"と認識してもよいかもしれない．すなわち，"コ"の字型になっているのが歯列であり，コーナーには犬歯があるといえる（図5a）．このうち，歯槽堤に沿った動きは比較的容易であるが，歯列を拡大，縮小する動きは難易度が上がりやすい（図5b〜d）．

　また，たとえば大臼歯の遠心移動は難しく，上顎大臼歯の近心移動は比較的やさしい．これは，第7章図7に示すように，遠心から近心に向かって臼歯群を前方へ動かそうとする力学的な"川の流れ"があるからであり，また上顎歯槽骨については下顎のそれより海綿骨成分が多いため，力に対する反応がよいという背景があるからである．このことは同時に，上顎臼歯群は，固定源として大きな期待をもてないということも意味している．

　表1は，頻度の高いLOTと歯槽堤の反応についてもまとめている．

3）最適矯正力

　LOTでは，原則としてすべての歯に装置を付けることはしない．したがって，具体的な移動のメカニクスを考えた場合，移動の対象歯に対しての固定源となる歯に動きがでると治療の失敗につながりやすい．

　移動方向や歯列中の部位によって生じてくる前述のような歯槽骨の生物学的反応の差が，固定歯を大きく動かし，ひいては顎位を変化させてしまう場合もある．顎位を変えないということは，LOTの原則でもあるため，移動対象歯を効率よく動かし，かつ反作用の力を最小限にするには，いわゆる最適矯正力（optimal orthodontic force）をメカニクスに適用する必要がある．このときに注意しなければいけないのは，図3で示した歯の動きやすさと最適矯正力の強さとは決して一致しているわけではないということである（動きにくいから，より強い力が必要というわけではない）．

　最適矯正力は，歯根膜腔において骨改造にかかわ

第8章　LOTのメカニクスを考える

上顎(cm²) 歯番 動きの方向	1	2	3	4	5	6
前後	0.50	0.40	0.75	0.75	0.55	1.20
左右	0.70	0.65	0.70	0.50	0.50	1.35
上下	0.40	0.30	0.45	0.30	0.30	0.80

下顎(cm²) 歯番 動きの方向	1	2	3	4	5	6
前後	0.50	0.50	1.50	1.20	1.20	2.20
左右	0.75	0.75	1.05	0.90	0.90	1.55
上下	0.20	0.20	0.35	0.30	0.30	0.85

移動方向に対して歯根の投影面積を算出している．
"能率的な歯の移動は，100g/cm²"（Ricketts RM）を目安にすると，上顎中切歯の舌側移動は100×0.50（g）が最適矯正力となる（文献2より改変引用）．
Gianellyら[3]による矯正力のめやすもこれらの値に近い．

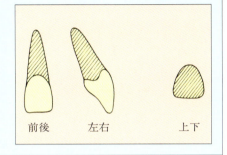

図6　Benchらによる移動方向別の歯根膜投影面積．

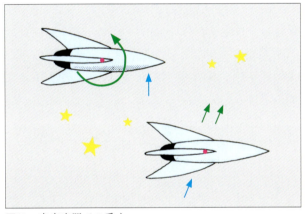

図7　宇宙空間での重心．

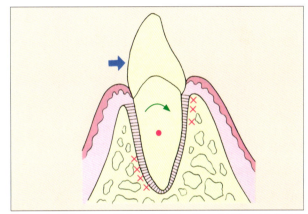

図8　傾斜移動．×部分では吸収，他では添加の反応が生じる．

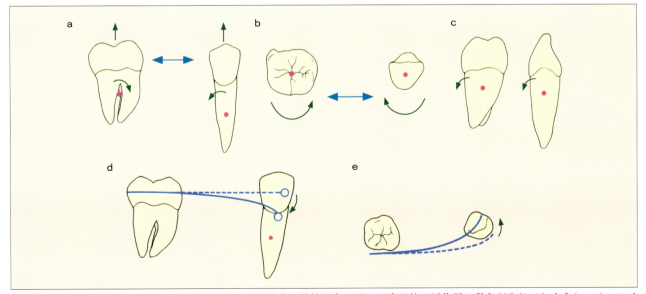

図9 a〜e　大臼歯を固定源としたときの犬歯の遠心移動．単純な力では，三次元的に反作用の動きが生じてしまう（a〜c）．ワイヤーにベンドを組み込むことにより，これをコントロールしようとしている（d, e）．

る細胞を壊死させない（血流を維持できる）最大の圧力であり，圧迫側で直接性の骨吸収を引き起こすことができる．その力は，歯の移動方向からみた歯根膜の投影面積に比例すると考えられている．したがって，圧下や挺出については，歯体や傾斜移動に比べると歯根膜の投影面積が小さいため，必要となる力はずっと小さい（図6）．動きにくいから必ずしも最適矯正力が大きいというわけではないことに注目したい．

4）抵抗中心と歯体移動

宇宙空間に静止して浮かんでいる物体の任意の場所に力を加えると，回転運動を始める．もし加えた力のベクトルが偶然その物体の重心をとおっていれば，物体は回転せずに平行移動していくであろう（図7）．歯牙移動では，この重心にあたるものは抵抗中心であり，歯根尖と歯槽骨頂との間の約1/2から1/3のところにあるといわれている（図8）[4]．歯根は歯槽骨におさまっているため，どのような装置を使っても，抵抗中心に直接力を作用させることはできない．

例として，図9に大臼歯を固定源としたときの犬歯の遠心移動を示す．頬側からみると，力を受ける犬歯は挺出しながら遠心に倒れようとするため（図9a），ワイヤーに山型のベンドを入れ，これを防止している（図9d）．このときベンド（gable bend）により犬歯には抵抗中心が回転中心となって近心方向へモーメントがかかり，遠心へ倒そうする力を打ち消すことになる．また，咬合面からみると，遠心へと引っ張る力は犬歯を頬側に移動させ，かつ遠心へと回転させようとする（図9b）．同様に，これに拮抗するように舌側方向へのベンド（toe-in bend）が必要となる（図9c）．さらに装置が頬側にあるため，近心面観では歯は頬側へ倒れようとする（図9c）．これは，舌側方向へのベンドとトルクのコントロールで拮抗させることができる．

このように，LOTでよく行われている部分的な装置のよる歯牙移動では，すべての歯に装置を付けるCOTと比べ，場合によってはより細かい力のコントロールが求められる．LOT，COTを問わず，矯正のメカニクスを考えるということは，動きの対象となる歯を三次元的にいかにコントロールするかということを追求することである．

参考文献

1. Graber TM, Swain BF. Orthodontics：Current Principles and Techniqque. St Louis：The CV Mosby Co, 1985.
2. Recketts RM, Bench RW, Gugino CF, Hilgers JJ, Schulhof RJ. Bioprogressive Therapy. Book1. Rocky Mountain/Orthodontics, 1979.
3. Gianelly AA, Goldman HM. Biologic Basis Orthodontics. Philadelphia：Lea & Febiger, 1971.
4. Proffit W（著），作田守（訳），高田健治（訳）．プロフィトの現代歯科矯正学．東京：クインテッセンス出版，1989.

第9章
LOTのメカニクスを考える
─FPAとUAの適用

はじめに

　前章より歯牙移動のメカニクスについて述べている．

　メカニクスを考えるということは，ある歯に力を与えたときに予想される反作用を，いかに抑え込んで望みどおりに歯を三次元的に動かしていくかを考えることでもある．歯を動かそうとする際，通常ブラケットを歯面に接着することが多い．もし違う方法で歯を三次元的にコントロールできるのであれば，それがブラケットでなくても一向に差し支えない．しかし，今のところ，COT，LOTを問わず，より安全で確実に歯を動かそうとすると，エッジワイズ法のシステムに勝るものはない．

　ブラケットは歯に力を伝達する手段であり，術者が歯につける取手（ハンドル）のようなものである

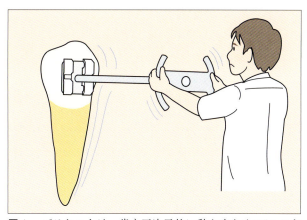

図1　ブラケットは，歯を三次元的に動かすための"ハンドル"である．

（図1）．これを取り付けることによって，はじめて術者は歯の三次元的コントロールが可能となり，反作用に対して拮抗する力も与えることができる．したがって，LOTで行われるような部分的な矯正力の適用であっても，エッジワイズのメカニクスをあ

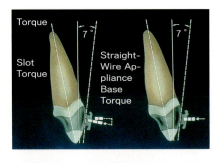
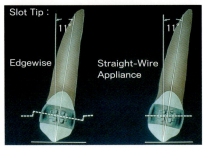
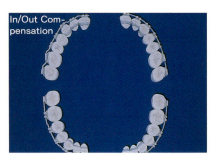
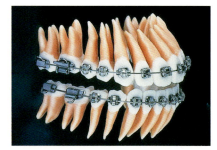

図2　トルクのコントロール．FPA(右)では，ブラケットベースにトルクが入っている．
図3a, b　歯の三次元的位置関係を計測し，その値(トルク，ティップ，イン-アウト)をブラケットに組み込んだFPA system．
図4　SWAでは，原則としてベンドが不要になった．

る程度理解することは避けられないであろう．

ここではCOTで現在広く用いられているいわゆるストレートワイヤー法(SWA)を簡単にレビューすることにより，歯牙移動の三次元的記述を確認し，同時にLOTでSWAをどのように生かしていくかを考えたい．さらに，ユーティリティアーチ(UA)を適用した臨床例をとおして，作用・反作用についてより具体的にみていきたい．

1. LOTでストレートワイヤー法の概念をどのように生かすか

現在の矯正臨床では，あらかじめ各々の歯の位置情報を組み込んだブラケットを使用して動的治療を行うことが多い．市販されているブラケットも従来型(スタンダードタイプ)よりもこのタイプが多く，LOTでも積極的に活用することで，効率的でより精度の高い治療結果を得ることができる．

一般的に，これは"ストレートワイヤー法"と呼ばれているが，これを表すSWA(Straight Wire Appliance)は，Aカンパニーの登録商品である．したがって，ストレートワイヤー(SWA)といういい方はある意味で通称であり(軽飛行機を"セスナ"という商品名で呼ぶのに似ている)，本来はFPA(Fully Programmed Appliance)といういい方のほうがより正確である．

SWAは，従来からあるエッジワイズ法の発展型であるといえる．そもそもエッジワイズ装置は1928年にAngleによって原型が示されている．エッジワイズ法とは角線を断面でみたときの歯面に沿う"方向"の面を示す(例：クロックワイズ)．したがって，エッジワイズ法とは角線ブラケットのスロットに挿入して行う歯牙移動法であり，この装置によってはじめて歯の位置を記述するという3つの要素(トルク，ティップ，イン-アウト)中のトルクのコントロールが現実的になったといえる(図2)．

このSWAの概念とその方法は，Andrewsによって確立された．彼は，1972年に正常咬合をもつと思われる120名の歯の三次元的位置関係を計測し，後にその値(トルク，ティップ，イン-アウト)をブラケットに組み込んでいる(図3a, b)．従来のエッジワイズ法では，これらの値を歯牙系で再現するために必然的にワイヤーに三次元的なベントを与える必要があったが，SWAでは原則としてこのベントが不要になった(図4)．

LOTでFPAの応用を考える際，ワイヤーを入れることによりある程度整列してしまうという特性から，臼歯群に使用する際には注意が必要である．た

第9章　LOTのメカニクスを考える─FPAとUAの適用

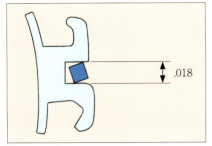

図5　.016×.016の角線は，.018のブラケットではロストモーションを起こす．

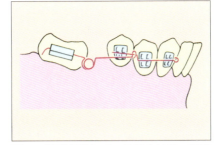

図6　排列が乱れている場合には，顎位を変えないため，ティップやイン-アウトについては多少のベンディングが必要かもしれない．

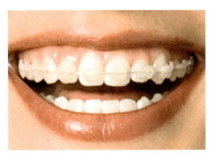

図7　FPAによって，歯の位置情報が十分に表現されている前歯群の審美性は非常に高くなる．

とえば，下顎大臼歯をアップライトする際に，固定源として利用する犬歯や小臼歯に対して，単純にこのタイプのブラケットを用いると，歯が整列してしまうことにより，かえって顎位の保存に支障をきたすことになりかねない．

　LOTでは，ブラケットは通常.018(inch)のスロットを使用する．図5のように.016×.016のステンレススチール線を適用した場合，かなりの遊びができる．したがって，固定源にこのサイズにワイヤーを入れても，側方歯群のトルク量から考えて，臨床上大きな影響はないと思われる．しかし，もしこの部位の排列が乱れている場合には，顎位を変えないため，ティップやイン-アウトについては多少ベンディングが必要かもしれない（図6）．

　反対に，上顎前歯のマイナークラウディングのように顎位に影響を与えることが少なく，固定の問題もないようなケースでは，FPAは適用しやすいといえる．この場合，ブラケットのポジショニングさえ注意深く行えば，複雑なワイヤーベンドをすることなく歯が整列してくれる．ブラケットに組み込まれている情報をしっかり発現させるには，最低でも.016×.022程度のワイヤーを入れる必要がある．上顎6前歯は，審美性に決定的な影響を与える部位であるが，FPAによって歯の位置情報が十分に表現されている前歯群の審美性は非常に高いといえる（図7）．

　このように，FPAとLOTとのかかわりを考えたとき，

表1　LOTでのFPAの適用．

- 上顎前歯マイナークラウディング
- 下顎前歯クラウディング
- 上下顎前歯スペーシング
- 下顎前歯挺出
- 上顎前歯フレアリング

①顎位への影響が少なく
②動的治療をより効率化してくれる

という理由で，前歯群(含犬歯)に対しては積極的に適用していくべきであると思われる．前歯群が関与するLOTの対象となるケースでは，FPAを使うことにより，さらによい結果が期待できるであろう（表1）．

　なお，FPAは臨床家の考え方の違いによっていくつか種類がある．具体的には，歯牙移動の際の作用・反作用や不正咬合のタイプを考慮してプログラムされたもの，正常咬合でのデータを尊重したもの，日本人向けにより改良を施したものなどである．より詳しくは成書を参照されたい．

　FPAの概念は，われわれにdenture系に対しての別の角度からの見方も示してくれる．具体的には，それは歯の三次元的位置情報(トルク，ティップ，イン-アウト)についてより正確な記述が可能となることにより，その排列関係についての評価が容易になるということである．

　Andrewsの計測値に基づいたSWAに組み込まれた値を表2に示す．これを歯列上に当てはめたのが図8であり，トルクは上顎前歯を除いてすべてマイナス，ティップはすべての歯でプラスということが

表2　Original SWAに組み込まれた値（角度）.

歯番		1	2	3	4	5	6	7
トルク	max	7	3	−7	−7	−7	−9	−9
	Man	−1	−1	−11	−17	−22	−30	−33
ティップ	max	5	9	11	2	2	5	5
	man	2	2	5	2	2	2	2

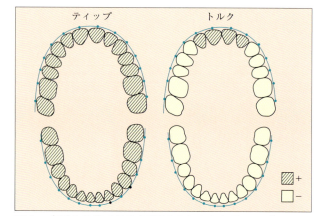

図8　歯列上に当てはめたSWAのトルクとティップ.

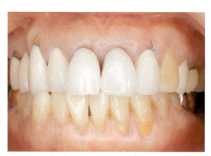

図9a　犬歯のトルクがプラスであり，結果的に審美性を損ねている.

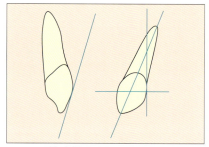

図9b　義歯排列の際の犬歯の3原則は，矯正の記述でいい換えることができる．①前頭面で歯頸部を外側へ→トルク，②近心面がみえるように捻転→イン-アウト，③矢状面で遠心面を咬合面に垂直→ティップ.

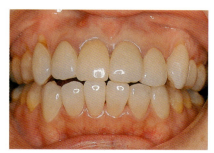

図10　広範囲に補綴された上顎前歯部．|3のイン-アウト，|3|のトルク，|2，2|1のティップに位置的な問題があることがわかる．これらの情報は，より審美性の高い補綴装置の製作に貢献させることができる.

わかる．このことは，排列の審美性が問題となりやすい上顎前歯部についての位置評価に当てはめてみるとわかりやすい．たとえば，図9aに示す症例では犬歯のトルクがプラスであり，結果的に審美性を損ねている．犬歯から遠心は上下顎ともトルクはマイナスであり，美しいbuccal corridorをつくるための大きな要素となる．総義歯の排列でいわれている犬歯の3原則は，矯正的な記述を用い，より定量化した形でいい換えることができる（図9b）.

このように，矯正でのトルク，ティップ，イン-アウトを理解することは，歯冠修復や義歯排列に際しての新しいヒントをくれるかもしれない.

図10に，広範囲に修復された前歯部についての位置評価を示す.

2．LOTでのUA（ユーティリティアーチ）

UA（ユーティリティアーチ）とは，名前のとおりさまざまな用途に使うことができるアーチである．これは，Rickettsが組み上げたバイオプログレッシブ法で多用されるアーチで，当初はステップダウンベースアーチと呼ばれていたが，非常に汎用性にすぐれているため，この名前になった．バイオプログレッシブ法は，その特徴の1つにアーチの分割化があり，治療の過程でセクショナルアーチを使うことが多い．LOTは，もともと歯列に対して部分的にワイヤーを適用する治療をしているので，バイオプログレッシブ法のメカニクスは，LOTを考える場合に参考になる（アーチワイヤーを部分的に適応する

第9章　LOTのメカニクスを考える──FPAとUAの適用

表3　LOTでのUAの適用.

・上顎前歯フレアリング
・下顎前歯クラウディング（3-incisorとなるケース）
・上下顎前歯スペーシング
・下顎前歯挺出

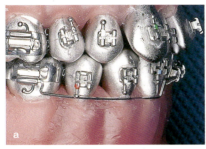
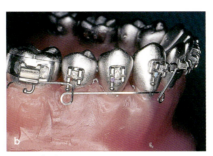

図11a, b　スタンダードUAとコントラクションタイプのUA.

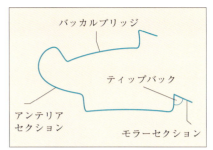

図12　UAの構造．モラーセクション，バッカルブリッジ，アンテリアセクションの3つに大きく分けられる．

際の作用，反作用については，8章図9に示した）．第一大臼歯と4前歯を結ぶワイヤーであるUAについても，大臼歯を固定源として顎位を支持している側方歯群にあまり影響を与えずに前歯群のコントロールが可能であるため，LOTでも非常に応用範囲が広い．

LOTでUAが適応となるケースを表3に示す．UAは，その用途のよっていくつかの種類があるが，LOTでおもに用いられるものは，前歯群の圧下を目的とする通常のタイプ（スタンダードタイプ）と前歯群の舌側移動を目的とするコントラクションタイプが多い（図11a, b）．とくにコントラクションタイプは，表3に示すようにLOTで非常にニーズが高い上顎前歯部のフレアリングや下顎前歯の3-incisor仕上げについて効率よく結果がだせるため，使用頻度が高いワイヤーである．

UAは，モラーセクション，バッカルブリッジ，アンテリアセクションの3つに大きく分けられる（図12）．下顎前歯群の圧下については第一大臼歯が固定源となり，モラーセクションのティップバック（図13）により生じた力が圧下力となる．このとき，反作用として下顎の前歯は唇側にフレアーしようとし，大臼歯はアップライトしようとする．前歯については，クラウンリンガルトルク（舌側に歯冠を回転させようとするトルク）を入れることにより，これに抵抗させることができる．大臼歯については，通常アップライトは多少許す場合が多いが，極端なドリコフェイシャルタイプでは，顎位を変えてしまうリスクがある．

圧下の際のメカニクスと症例を図13に示す．前歯群を舌側移動させるときに使うコントラクションUAは，通常のUAのブリッジ部分にループスプリングを組み込んだものである．このことにより，弱い持続的な力を前歯に与え，効率よく舌側移動を行うことができる．前歯の舌側方向への移動は，結果として切歯間スペースをなくすため，フレアリングケースをはじめ，3-incisor，スペーシングケースなど，広く応用できる（表3）．

前歯を舌側へと引く力は，ブリッジ部分のスプリングによるものであるが，反作用として前歯は舌側に傾斜し（クラウンリンガルトルクがかかる），挺出しようとし，臼歯は近心に傾斜しようとする．これに対して，臼歯群にティップバックベンドを入れることやトルクをコントロールすることにより，ある程度反作用に抵抗できる（図14）．唇側傾斜がひどい上顎前歯のフレアリングケースなどでは，反作用として起こる舌側への傾斜はむしろ好ましい動きといえるが，同時に生じる挺出については，注意深くコン

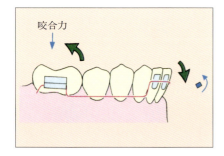

図13a
図13b 図13c 図13d

図13a〜d 圧下のメカニクス．前歯は圧下とともに唇側に傾斜しようとし，反作用として臼歯はアップライトを起こす．これに拮抗するため，前歯部歯冠に対して舌側に回転するトルク（クラウンリンガルトルク）を入れることがある．極端なドリコフェイシャルでは，臼歯のアップライトが問題となる可能性もある(**a**)．上顎前歯のフレアリングを改善する準備として，挺出した下顎前歯の圧下を行っている．レベリング(**b**)の後，UAを装着して圧下し(**c**)，その後ごくわずか唇側に傾斜した前歯を修整している(**d**)．

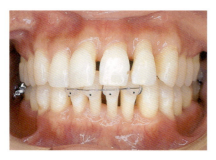
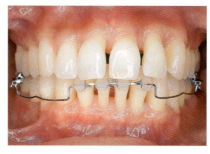
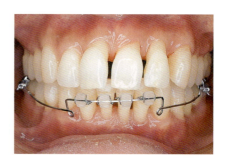

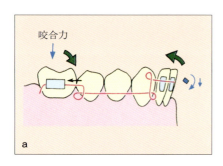

図14a〜g 舌側移動のメカニクス．バッカルブリッジのスプリングにより前歯は舌側へと引かれる．このとき，前歯は挺出しながら舌側に傾斜し，臼歯は同様に挺出しながら近心に傾斜しようとする．これはティップバックベンドにより，臼歯に対するアップライト，前歯に対する圧下力が生じるため，ある程度コントロールできる．前歯部は場合によってはクラウンラビアルトルクを入れることがある(**a**)．下顎前歯を3-incisorにしたケースでは(**b〜d**)，抜歯，レベリング後(**b**)，コントラクションUAを適用し(**c**)，前歯の挺出と舌側傾斜および顎位の維持に注意しながら引いていく(**d**)．ややフレアーした上顎前歯の口蓋側移動のケース(**e〜g**)．下顎前歯の干渉が問題なければ，LOTの難易度は低い．FPAとの併用で，短期間で効率よく排列できる．クリップタイプのリテイナーを使用している(**g**)．

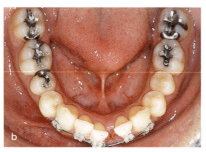
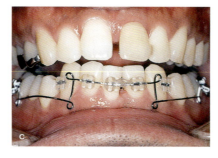
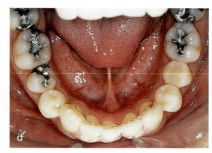
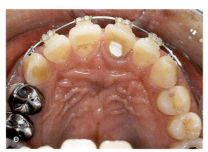
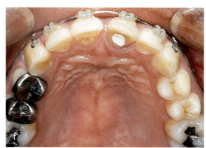
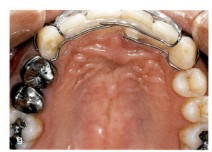

第9章　LOTのメカニクスを考える──FPAとUAの適用

トロールする必要がある．

まとめ

現在の矯正治療では，FPAの理解を避けてとおることはLOTといえどもできない．FPAは，基本的に全顎矯正の治療をシステマティックに組み上げたものであり，本来はLOTになじみにくいところもあるかもしれないが，適用を誤らなければその長所をLOTの臨床で十分生かせると考えられる．また，LOTではセクショナルアーチの応用という意味で，とくにUAが活躍してくれることが多い．

■コラム：エッジワイズ法とは何か？

不正咬合の分類でその名前を知らない人はいないAngle EHは，同時にエッジワイズ法の発明者でもある．近代矯正が始まった当時，クラウディングの解消のためには歯列は拡大され，そこにできたスペースに歯が排列された．しかし，この方法だと舌側（口蓋側）にある歯が唇側（頬側）に向けて単純に傾斜移動を起こすだけで，いわゆるトルクのコントロールが不可能である．

これに対し，断面が角線のワイヤーをその側面方向（エッジワイズ）からスロットに挿入する方法が考案され（図），結果としてこれがエッジワイズ法の名前の由来になった．臨床家にとっては，この術式により初めて歯の三次元的なコントロール（インアウト，ティップ，トルクの付与）が現実的になったといえる．エッジワイズ法はその後Tweedによってより体系化された後，Andrews LFによってストレートワイヤー法としてより簡便化され今日に至っている．ある一定の精度で歯を動かす方法として，100年近く経ってもこれに勝る方法は出現していない．先人たちの幾多の改良を経てきたエッジワイズ法を完全に捨てさせるほどのブレークスルーは当分ないだろう．

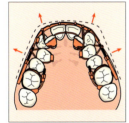
▲エッジワイズ以前の固定式装置での矯正は，たとえば歯列を拡大したうえで歯を頬（唇）側へ牽引して叢生の解消を図っていた．

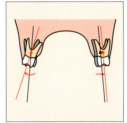
▲単純に拡大された歯列の歯はどれも頬（唇）側へ傾斜してしまい（左），歯体移動（右）することはない．

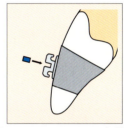
▲ブラケットスロットに角線を横方向から挿入しトルクをコントロールする考え方からエッジワイズ法が生まれた．

第10章
LOTのメカニクスを考える
―ボンディングとワイヤーベンディング

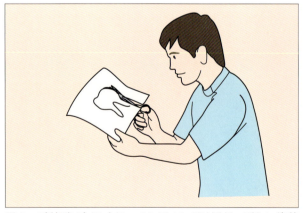

図1 "紙切り"とワイヤーベンディングは同じ―正しい姿勢で左手を動かす．

はじめに

前章まで，LOTにおけるFPAとUAとの応用をとおして，歯牙移動のメカニクスを考えてきた．引き続き，今章はより臨床でのプラクティカルな立場にたって，LOTでのボンディングとワイヤーベンディングについて考えていきたい．

COTでは，FPAシステムの使用により，原則としてベンドは不要となるが，LOTではFPAとの相性は場合によってはむしろ悪いことがある．したがって，LOTケースでは，ベンディングが必要となることが多い．

矯正を臨床に取り入れていないGPにとっては，ワイヤーをベンドすることに対して，どうしても苦手意識があり，これがLOTを臨床に導入することをためらわせる大きな要因になっているのかもしれない（かつては筆者もそうであった）．しかし，LOTをルーティンワークとして行うようになると，ワイヤーをベンドすることはそれほどストレスとはならない．それは，後で述べるように，LOTでは曲げるべきワイヤーの内容がかなり限られているからで

第10章　LOTのメカニクスを考える―ボンディングとワイヤーベンディング

表1　ポジショニングハイト(mm).

upper	1	2	3	4	5	6	7
height	4	3.5	4.5		4	3.5	3
height	3.5	3.5	4		3.5	3.5	3
Lower	1	2	3	4	5	6	7

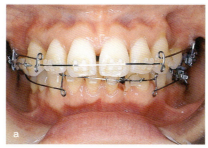 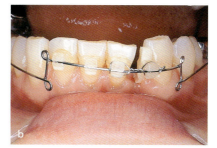

図2 a, b　オーバーバイトが大きいため，咬頭干渉を避けてやむをえず下顎前歯を深い位置でボンドしている．

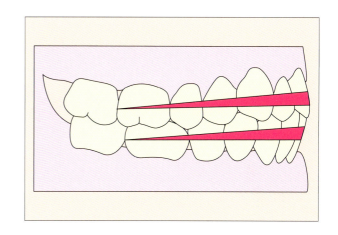

図3　ブラケットのポジショニングゾーン．歯冠高径に差があるため，臼歯部のほうがよりクリティカルとなる．

ある．

　高座に紙切り芸という出し物がある．1枚の紙のなかから動物や風景などを器用に鋏で切り出していくさまは非常におもしろい．よく観察すると，演者は紙をもった左手は動かしても，鋏をもっている右手はほとんど動かしていないことに気づく(**図1**)．これは，空間や位相の認知がおもに右脳で行われているからかもしれない．窩洞形成をはじめとする一連の一般歯科の臨床は，物をつくりあげていくという観点から右脳を使っていることが多いと思われる．ベンディングもこの範疇に入ると思えば，気楽に始められるかもしれない．歯科医師の右脳は鍛えられているはずである．

1．LOTでのボンディング

　ブラケットをボンドするということについて，LOTはCOTと何ら異なる点はない．とくに前歯部でFPAを使用する際には，ポジショニングに十分配慮して行うことはいうまでもない．FPAで歯の

排列を最終的に決めるのはブラケットポジショニングであり，もしレベリングされた時点で明らかにポジショニングに問題があればワイヤーをベンドして修正するのではなく，再ボンドして歯を再排列すべきである．

　現在のFPAは，トルクをブラケットベースに組み込んでおり(トルクインベース)，歯冠表面のカントゥアに沿うようにブラケットスペースはデザインされている．

　ブラケットポジションのハイトのめやすを**表1**に示す．臨床的には，咬頭干渉やクラウディングがあるため，必ずしもこの値に合致しない場所にボンドせざるをえない場合も多い(**図2**)．ハイトが変化すると，FPAでは表現されるトルクも厳密には変化してしまうが，LOTでは.016×.016ワイヤーを.018ブラケットに入れて操作することが多く，その場合はロストモーションがあるために大きな問題とはなりにくい．ポジショニングについては，咬頭干渉を起こしにくく，操作が容易なところにボンドするべきであり，この場合，**表1**に示すハイトの絶対値と

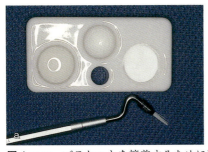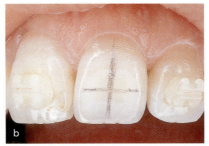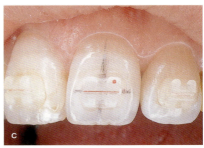

図4a〜c ブラケットを接着するために専用のボンド材を購入する必要はない．院内にあるスーパーボンド（a）で十分である．慣れない間は，臨床歯冠歯軸とハイトをマークしてボンドしてみるのもよい．

表2 FPAポジショニングのポイント．
① ブラケットハイトは絶対値より統一性
② ティップは歯冠-歯軸に平行がめやす

いうよりも，ワイヤーが入って歯が並んだときの全体のブラケットハイトの統一性のほうがより重要となる．

具体的には，ハイトを深くボンドする場合はすべてのブラケットは深く，浅い場合は浅く接着することになる．ブラケットハイトについては図3に示すようなポジショニングゾーンがあるといえる．

ポジショニングのとき，ハイトと同様に注意しなくてはいけないのは，ティップである．FPAでは，通常臨床歯冠の長軸とブラケットの垂直成分を平行にしてボンドするように設計されている．不慣れなうちは，エッチング後，鉛筆で長軸をマークしてボンドしてみるのも1つの方法かもしれない（図4）．FPAのポジショニングのポイントを表2に示す．

LOTでは，動かしたくない固定源として使用する側方歯群（前章：図6）にボンドするときなどは，ハイトやティップは，むしろ無視して歯には矯正力がかからないようにボンドする必要がある．FPAは，それぞれの歯番に対して三次元的にカスタマイズされたブラケットベースをもつため，このような使用方法は，ベースが歯面カントゥアに合わずに脱落を招きやすい．固定源などでポジショニングをあえて無視するようなケースでは，むしろスタンダードタイプのほうが場合によっては使いやすいかもしれない．

多くのLOTは，成人が対象となるため，ボンディングの対象歯がすでに補綴されていることが頻繁にある．ポーセレンについては，ポーセレンプライマーの併用で対応できるが，メタルクラウンの場合は，ボンド材を工夫することだけでは十分な接着力を得ることは難しい．このような場合，インバーテットコーンバーなどで機械的な嵌合も同時に行うとよい（図5）．

また，LOTでは大臼歯部に対してもブラケットを直接ボンドし，原則としてバンドを使用することはない．これは，LOTはCOTに比べて治療期間が短いため，ボンディングでも脱落のリスクは小さいと考えているからである．このことはまたペリオ患者の矯正治療に対して，とくに歯頸部のプラークコントロール上からも有益性がある．バンディングを避けることは操作の煩雑化を防ぎ，材料の簡略化にも貢献する．

2．LOTで使用するワイヤー

COTでの治療は，通常レベリングして歯を整列させた後，ステンレススチール（SS）などの硬いワイヤーを使用して歯を動かしていく．LOTでは，たとえば側方歯群を単純にレベリングすると咬頭干渉を引き起こしてしまい，逆に顎位を不安定にしてしまうこともある（前章）．反対に，前歯部などのようにFPAを積極的に使用していく部位については，レベリングは必須となる．

LOTでは，通常ブラケットは.018のサイズを使用するため，レベリングワイヤーとして使用頻度が高いものは種類が比較的限られており，製品としては

第10章　LOTのメカニクスを考える──ボンディングとワイヤーベンディング

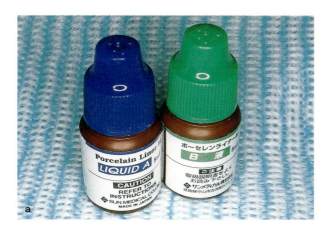
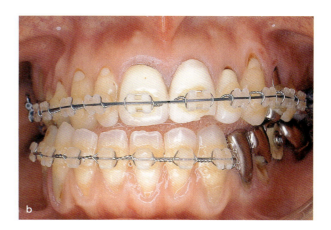
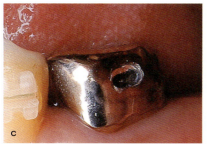
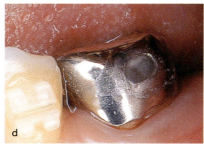
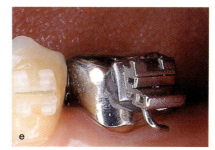

図5a～e　ポーセレンに関しては，プライマーを使用することでほぼ問題のない接着力が得られるが（a, b），メタルクラウンは機械的嵌合が必要．楕円形に窩洞をつくり（c），ボンド材を満たした後（d），接着する（e）．

歯列形態がすでに付与されたプリフォームドの形で販売されている（図6）．LOTでNi-Ti製を使用する際はプリフォームドアーチの必要部分を切り取って使えばよい．COTでは，スペースクロージングや最終的に歯を並べてあげる際に使用するフィニッシングアーチなどの硬いワイヤーはコバルト-クロム（Co-Cr）かSS系を使うことが多い．LOTでも状況は同様であり，プリフォームドを使用する場合は，Ni-Ti製同様，1部分を切断して使用する．LOTではワイヤーをベンドするケースが多いため，.016×.016（Co-CrまたはSS）のワイヤーを使う頻度が多い点でCOTと異なる（図7）．LOTでおもに使用するワイヤーと付属するその他の材料を**表3**にまとめて示す．

3. LOTでのベンディング

COT，LOTを問わず，ワイヤーのベンディングはやや煩雑であり，できれば避けてとおりたい．しかし，インレーの製作に窩洞形成のスキルが必要なように，より正確な歯牙移動を行うためには，ある程度のベンディングの技術はどうしても必要である．幸い，頻度の高いLOTケースに対応して必要なベンディングの種類は数が限られている（**表4**）．したがって，アップライトスプリングとUA，コントトラクションUAをある程度ベンドできるようになれば，効率よくLOTの範囲を拡げることができる．

ベンディングの基本は，まず姿勢から始まるといわれている（図8a）．上体をしっかり固定したうえで，右手にプライヤーを把持し，左手でワイヤーをプライヤーに押しつける動作で曲げていく（図8b）．LOTでは.016×.016の角線を使用してベンドを行うことが多いが，このときに余分なトクルがワイヤーに入らないように注意する．ベンディングの基本はカクとマルである（図8c）．角線にトルクが入らない（ねじれがでない）ように直角またはループ状にベンドできれば，それを組み合わせていくことで自ずと形ができていく．

ベンディングのポイントを**表5**に示す．

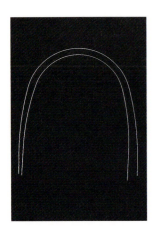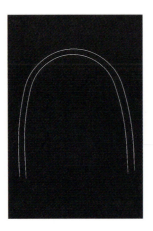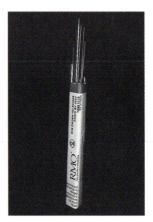

図6a 図6b 図6c

図6a〜c プリフォームドアーチ（SSとNi-Ti）とストレートなワイヤー（Co-Cr，SS）．

LOTで使用するプライヤー

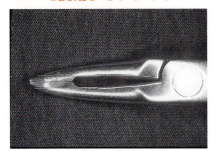

図7a ユーティリティ（ワイヤーの保持やチューブへの挿入に使う）．

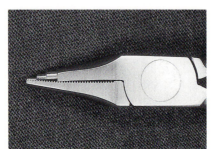

図7b ツイードループフォーム（オメガ，L，Tなど，ループを曲げる）．

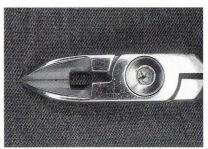

図7c ピンカッター（結紮線などの切断を行う）．

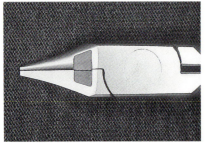

図7d バードピーク（先端の一方は円錐，他は四角錐になっている．ループをはじめ，角線のベンドも可能）．

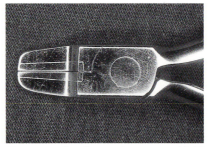

図7e ツイードアーチフォーム（角線のベンドやトルクの付与に使う）．

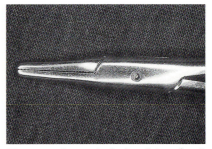

図7f マチュータイプライヤー（ワイヤーを固定する際のエラストマーの保持やリガチャーワイヤーでの結紮に使う）．

表3 LOTでおもに使用するワイヤーと付属するその他の材料．

アーチワイヤー	商品名	素材	サイズ
イニシャル	メモフレックス(A)	マルチストランドSS	.0155　.0175
	アライン(A)	Ni-Ti	.014　.016
フィニッシング	Truアーチ	SS	.016×.016
			.016×.022
ユーティリティ	ブルーエルジロイ(J)もしくはスプロンワイヤー(T)でも可	Co-Cr	.016×.016
結紮線	リガチャータイ(A)	SS	.010　.012
チェーンエラスティック	FORCE-A(A)	ポリエチレン	narrow, medium

A：松風Aカンパニー，T：トミー，J：JMオルソ．

第10章　LOTのメカニクスを考える―ボンディングとワイヤーベンディング

表4　頻度の高いLOTの対象と対応するワイヤー.

ケース	ワイヤー	サイズ	材質
下顎大臼歯近心傾斜	アップライトスプリング	.016×.016	SS，Co-Cr
上顎前歯マイナークラウディング	プリフォームド	.016 .016×.022	Ni-Ti
上顎前歯フレアリング	コントラクションUA	.016×.016 .016×.022	SS，Co-Cr
下顎前歯クラウディング （3-incisorケース）	コントラクションUA	.016×.016	SS，Co-Cr
下顎前歯挺出	スタンダードUA	.016×.016	SS，Co-Cr
上下顎前歯スペーシング	コントラクションUA	.016×.016 .016×.022	SS，Co-Cr

ワイヤーの屈曲

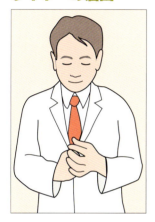
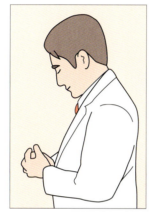

図8a｜図8b
図8c｜図8d｜図8e

図8a,b　姿勢がコントロールされていないと，ワイヤーにトルクが入りにくい．背筋を伸ばしてプライヤーを体の正面，胸の高さで構える．プライヤーと床は垂直，プライヤーとワイヤーも垂直関係を維持する．
図8c,d　左手の指腹でワイヤーを押しつけて曲げる．このとき，トルクがかからないようにする．
図8e　正確に曲げられた"カク"と"マル"．

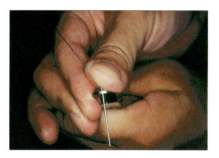
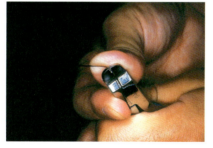
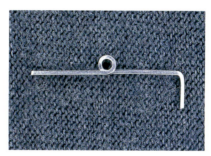

表5　ベンディングのポイント

①よい姿勢
②左手で曲げる
③"カク"と"マル"をトルクが入らないように曲げる

1）アップライトスプリング

よく使用されているアップライトスプリングのベンディングの流れを図9に示す．これは，大臼歯が起き上がるにつれて遠心方向へ移動を許すタイプである．矯正では，原則としてループやスプリングが閉じる方向にワイヤーが活性化される．したがって，このスプリングについては，ループの遠心に折り返しのベンドが必要である．

2）UA，コントラクションUA

UAは，正式にはCo-Cr系のストレートなワイヤーをベンドして製作することが多い(SSでも問題はない)．ベンディングに慣れればこの方法で問題はないが，ここではプリフォームドアーチを使った臨床的により簡便なベンディング方法を紹介したい．

図10に示すベンディング方法は，あくまでも一般臨床のなかで行うLOT用に簡略化した方法であ

アップライトスプリング(.016×.016)のベンディング

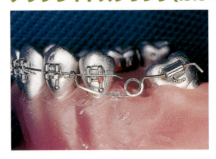 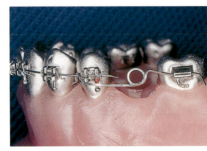

図9a | 図9b

図9a,b　アップライトにより，大臼歯は遠心移動する．

プリフォームドアーチを使ったスタンダード，コントラクションUAのベンディング

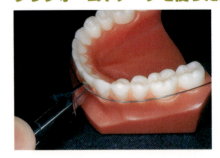 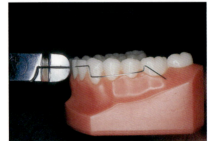

図10a | 図10b
図10c | 図10d

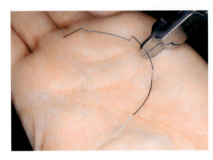 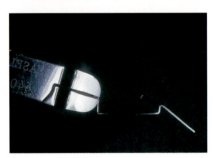

図10a〜d　側切歯遠心部をマークし，ツイードアーチフォームで近心から順にベンドを入れていく．ティップバックの部分は，ツイードループフォームを使用すると鋭角(約45°)に曲げやすい．形ができたら，掌を使って前歯部にクラウンリンガル，大臼歯部にバッカルルートトルクを入れる(約30°)．

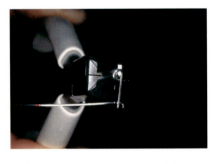 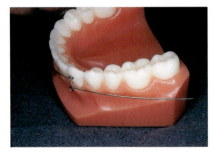

図10e | 図10f
図10g | 図10h

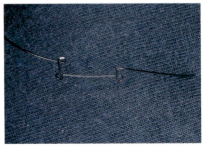 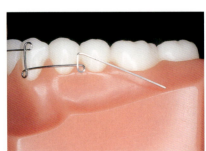

図10e〜h　ループフォームを使用して，片側で3か所に小さいループを曲げ込む．バッカルセクションを遠心に引っ張ることにより，ブリッジ部分が活性化するため，通常のUAより同部が長くなる．ティップバックを30°入れることにより，前歯部に対して舌側傾斜に拮抗するクラウンラビアルトルクを入れていることと同じ効果が期待できる．

り，ストレートなワイヤーをベンドして製作するほうが技術者スキルの向上につながり，将来的にも矯正の応用範囲が拡がることはいうまでもない．前章のUAのメカニクスで述べたように，スタンダード

とコントラクションはそれぞれ作用方向とメカニクスが異なるため，各々の矯正力の源となるティップバックの量およびバッカルブリッジのループの部分に十分配慮しながらベンドするべきである．

参考文献

1．Andrews LF. The six keys to normal occlusion. Am J Orthod. 1972 Sep；62（3）：296-309.

2．Andrews LF. Straight wire, the concept and appliance. San Diego：LA Wells, 1989.

3．Bennett JC, McLaughlin RP. Orthodontic treatment mechanics and the preadjusted appliance. London：Wolfe Publishing, 1993.

4．小坂肇．プレーンアーチ法．東京：医学情報社，2000.

5．石川晴夫，古賀正忠．プリアジャステッドブラケットシステム・ストレートワイヤーテクニック．東京：クインテッセンス出版，1997.

6．バイオプログレッシブテクニックと理論（Bioprogressive Technique and Therapy）：ムック．東京：ロッキーマウンテンモリタ，1986.

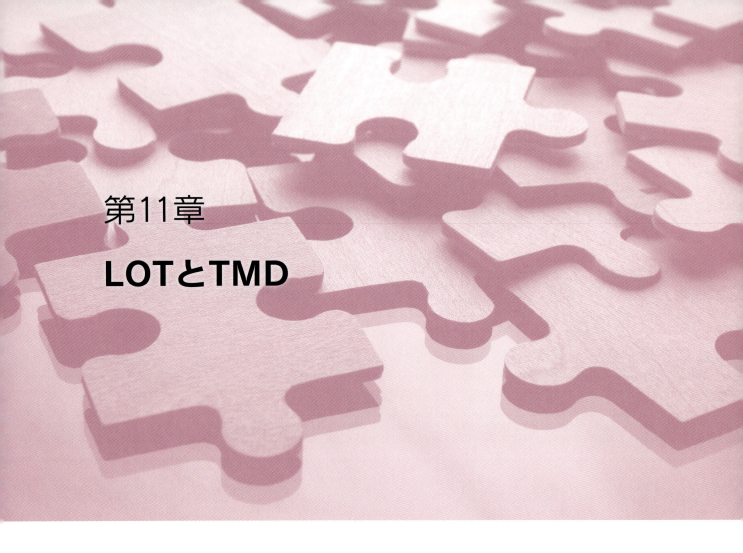

第11章
LOTとTMD

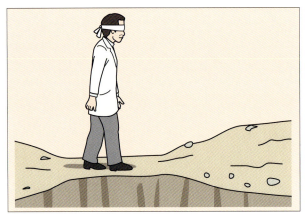

図1 矯正治療はTMDや感染症のリスクを本当に下げてくれるのであろうか？

はじめに

感染症かそうでないかは別にして，臨床ではペリオとTMDはいうまでもなく日常的な疾患である．

LOTは，原則として成人が対象となるため，これらの問題と矯正治療のニーズが重なることが多い．具体的には，ペリオ患者の上顎前歯フレアリングに代表される病的歯牙移動の改善や矯正治療中に発現するクリックの問題などである．

LOT，COTを問わず，矯正治療の最大の欠点があるとすれば，それは時間と費用がかかることである．このうち，時間のファクターは生物学的観点から受け入れざるをえない．固定式装置を長期にわたって使用することは清掃性の低下を招き，感染症に対して不利益になることは容易に想像できる．また，歯牙移動による咬頭干渉や新たに生じる早期接触は，関節に悪影響を与えるかもしれない．さらに，結果として手に入った新しい歯列は，治療前と比べて患者にとって利益があるはずであるが（審美的改善は別にして），本当はどの程度の利益をもたらしているのかはなかなかわかりにくい．具体的にい

第11章　LOTとTMD

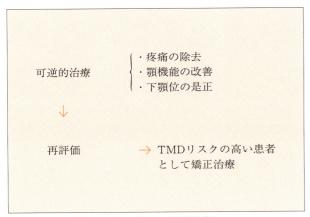

図2　TMDをすでにもつ患者の矯正治療．

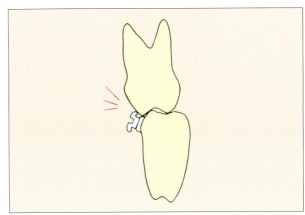

図3　下顎のブラケットは，上顎の咬頭と干渉を起こしやすい．

いかえれば，"叢生の除去は感染症に対してどのくらい有益なのか？"，または，"出っ歯をよくすることはTMDに対してどの程度意味があるのか？"などを考えてみるということである．

LOTに限らず，矯正で歯を移動することは，口腔内の環境を大きく変えることにつながりやすいが，このことは感染症やTMDのリスクを本当に下げているのであろうか（図1）？　以上をテーマに今章と次章ではLOTの臨床でTMDとペリオの問題をどうとらえていくかを考えてみたい．

1．歯牙移動とTMD

LOTに限定せず，歯牙移動（矯正治療）とTMDとのかかわりを考えていく際には，矯正のニーズがある患者のTMDと，TMDの治療手段としての矯正の2つの分野で考えるとわかりやすい．

1）矯正治療の希望患者とTMD

矯正治療を希望する患者がたまたま症状をもっているケースと，矯正治療時に偶発的に症状が起きて問題となるケースとが考えられる．

①TMDをすでにもつ患者の矯正をどう考えるか

このような場合は，疼痛や開口障害などの症状の除去を可逆的治療で終了した後，TMDリスクの高い患者として通常の動的治療を行えばよい（図2）．まず，疼痛や運動障害の除去を目的とした生活習慣の改善および理学治療やスプリント療法であり，症状が軽減した後にその再評価を行う．

この段階では，一般的な歯科臨床で行っているTMDに対するアプローチと何ら変わりない．歯牙移動の際にリスクの高い患者として取り扱うということは，早い段階での臼歯部咬合の安定化をはかり，関節に極力負担をかけない，症状の再発現のサインを見逃さないなどということである．具体的には生活習慣の指導と並行して，

①（マニピュレーションなどで）毎回顎位のチェックを行う
②動的治療時，来院のインターバルを通常よりやや短くする
③症状のサインがあると思われるときには，時間を置かずに動的治療をいったん休止する

などが考えられる．再評価の時点において，そもそも疼痛を主体とした症状がとれていなかった（クリックの残存は許される），または可逆的治療によって明らかに顎位が大きく変化し，その訂正が必要となる症例は，顎位の保存が原則であるLOTによるアプローチは一般的に不適といえる．

②治療中に偶発するTMDをどう考えるか

矯正のメカニクス（8章：図9）で述べたように，歯を移動するときは，力をかけた瞬間から移動歯も

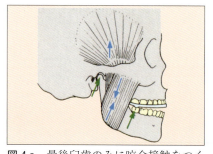 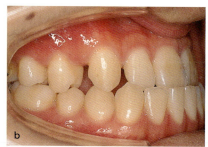 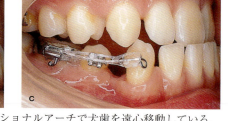

図4a　最後臼歯のみに咬合接触をつくるピボット型スプリントは，かえって関節部に負担をかける．オープンバイトも同様のことがいえる（文献5より改変引用）．

図4b, c　下顎右側小臼歯抜歯後，セクショナルアーチで犬歯を遠心移動している．反作用のコントロールがうまくいかず，犬歯の遠心傾斜とともに第一大臼歯が近心傾斜を起こし，結果として本来あった咬合接触が消失している．この状態は，力学的にはオープンバイトとほとんど同じかもしれない．

固定歯も多少なりとも挺出しようとする．この挺出が早期接触や咬頭干渉の原因となり，結果として関節に不具合を招いてしまうことがある．また，（とくに下顎での）ブラケットやワイヤーなどの固定式装置が装着後に干渉を起こすことがある．具体的には，下顎のブラケットのウイングやベースの歯頂側部分，バンドの辺縁などが早期接触となりやすい（図3）．

とくに歯冠高径の低い下顎第二大臼歯では，図3のような咬頭干渉を避けるため，歯頸部寄りにボンドしてしまいやすく，歯の挺出を招くことがある．同部は，関節にもっとも近いため，ボンディングに際しては，より慎重なアプローチが求められる．また，抜歯や歯の喪失などで生じた空隙を埋めるような移動距離が大きいケースでは，挺出要素が不安定な臼歯部咬合をつくりやすく，関節部への過度の負担を生じさせる可能性がある．

具体的には挺出要素をコントロールするメカニズムに配慮が足りなかったため，本来もっとも咬合力を受け止めるべき場所である第二小臼歯，第一大臼歯のサポートを動的治療中に一時的に失ってしまうことである．これは患者にとっては，第二大臼歯のつぎは犬歯か前歯しか咬合接触がないという，実質的には，オープンバイトと同じ咬合を与えられたことになり，関節部は過度の負担を強いられることになる（図4a〜c）．

このように，臼歯部咬合の不安定化は関節に負担をかけやすく，症状を惹起する可能性がある．

PullingerやSeligmanによる不正咬合と関節症状の関連性を調べた結果においても，臼歯部にバーティカルサポートを欠いた骨格性のオープンバイトのグループに対しては，関節症状との関連性が示唆されている[1]．

これは，一般治療についても同様に，わずかに高いインレーやクラウンを第二大臼歯に入れた際，術者がそれに気づかずに放置されたときなどには（たいていは関節部の遊びの範囲内で患者のほうで折り合ってくれるが），症状を誘発するリスクが高くなるということも暗示している．

LOTでは，大臼歯のアップライトや上顎第二大臼歯のscissors' biteの改善などのときに，移動歯の挺出の防止と早期接触を引き起こす可能性がある咬頭の削合を，動的治療と並行して行う必要がある（図5a〜d）．上顎前歯のマイナークラウディングを改善する際にも，側切歯が下顎前歯よりも舌側に転位しているケース（6章：図3，4）は，ジャンプの際，一時的に早期接触を生じるためにややリスクが高くなるといえる（図5e〜g）．

この他に，Perryは動的治療中に注意すべき事項として，患者がもつ固有のガイダンスを失わないことをあげている[2]．COTでは犬歯の遠心移動の際に，I級関係を保持しながら行うとよいということがこれにあたるが，LOTでは下顎前歯の3-incisor仕上げや上顎前歯のマイナークラウディングの改善などのケースで，それまでもっていたアンテリアガイダンスを喪失してしまうことなどがこれに相当する

第11章　LOTとTMD

図5a	図5b
図5c	図5d

図5a　大臼歯をアップライトする際は，対合歯との早期接触をつくりやすい．移動対象歯が補綴されている場合，削合は比較的容易である．
図5b　上顎犬歯の尖頭がワイヤーに干渉している．
図5c　scissors' biteとなっている上顎智歯を口蓋側に移動させる装置．この場合の歯牙移動は，関節に非常に近いところで咬頭のジャンプをはかるため，TMDに対するリスクが高くなる．
図5d　このため，口蓋側の固定源から頬側に接着したリンガルボタンへ咬合面経由でパワーチェーンを伸ばし，口蓋側への移動とともに挺出の防止をはかっている（このメカニクスはNakamura：文献8による）．

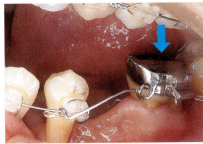
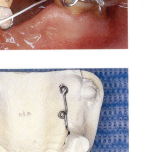
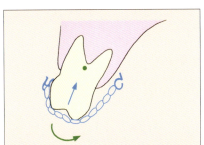

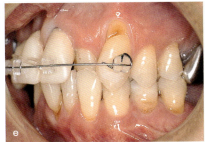
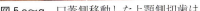
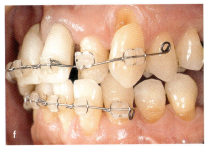

図5e〜g　口蓋側移動した上顎側切歯は，ジャンピングが必要なため，その間咬合が不安定となる．

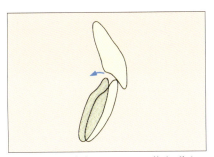
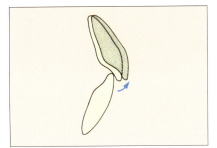
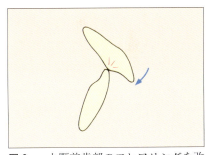

図6a　下顎前歯の3-incisor仕上げは，固有のアンテリアガイダンスを失わせてしまう恐れがある．

図6b　上顎前歯部のマイナークラウディングの改善も，同部がフレアリングを起こすため，図6aと同様のことがいえる．

図6c　上顎前歯部のフレアリングを改善する際に，下顎前歯の圧下や咬合の挙上などで十分なクリアランスが確保されていないと，下顎が後方へ押されて問題を起こす可能性がある．

（図6a, b）．

また，上顎前歯フレアリングのケースで，下顎前歯部との間に十分なスペースを確保しないまま口蓋側移動を行い，強すぎるガイダンスを与えてしまうことにより，下顎頭を後方に押し込めて問題となる可能性がある（図6c）．LOTでTMD症状をつくるリスクが高いケースを示す（表1）．

表1　関節症状の発現に対してリスクが高くなると思われるLOTケース．

[早期接触の発現]
・上顎大臼歯scissors' biteの改善
・大臼歯のアップライティング
・口蓋側転位した上顎側切歯のジャンピング
・上顎前歯フレアリングの改善

[アンテリアガイダンスの喪失]
・下顎前歯3-incisor仕上げ
・上顎前歯マイナークラウディングの改善

LOTではCOTと異なり，たとえば下顎前歯は動かしても上顎前歯はそのまま（6章：図6）などということが頻繁にある．咬合は合わせ鏡のようなもので，一方がきれいに並んでいるのに他方が乱れているということは通常はありえない．LOTで歯の排列を行う場合，単に歯を並べることだけに固執すると，むしろ術前のほうがよく噛んでいたということにもなりかねない．移動後に補綴的アプローチで改善を目標にする場合を除いて，単純な部分的歯牙移動を適応するときには，前歯部ではカップリングを意識してアンテリアガイダンスの喪失に注意するべきである．

2．矯正治療はTMDの原因となりえるか

以上のように，歯の早期接触，干渉の発現，ガイダンスの喪失など，不用意な動的治療は関節にとって過酷な環境をつくりやすく，それが問題の発生を引き起こしているようにみえるかもしれない．しかし，臨床上では動的治療に関節部の大きな問題を抱え込むことはそれほど多くない．矯正治療を行うことは，本当に顎関節に問題を引き起こしているのだろうか？　この疑問は，矯正臨床の分野でも従来から高い関心がもたれている．

Reyndersは，この観点で広範囲にわたって文献をレビューしている．彼は1966～1988年までの91論文をviewpoint articles，case report，sample studyの3種類に分類し，sample studyのみが科学的判断に有効であり，それらの論文から，矯正治療は関節症の発見を増加も軽減もしないという結果が支持されるとしている[3]．少なくとも疫学的には動的治療は関節症状にほとんど問題を与えていないことがわかる（反面，治療をしたからといってTMDの発症を減少させているわけでもない．また，同時に調べられた多くの研究で，抜歯をした場合もTMDのリスクは上がらないとなっている）．

疫学的には，抜歯を含む動的治療はTMDのリスクを上げも下げもしていないようである．しかし，

いうまでもなく，このことは術者が関節に十分な配慮をしないで動的治療を行ってよいという免罪符を与えられたことには決してならない．関節症状が初発するときは，雑音の発生，開閉口時の疼痛，運動制限など，患者ははっきりとした自覚症状をもち，さらに咀嚼をはじめとして日常生活に与える影響が大きく，術者は患者との間で信頼関係を損ないやすい．

疫学的には，必ずしも治療と症状との関連性が強くでていなくても，臨床で日々直面している個々の患者については，以下の点に注意するべきであろう．

1）リスクの高い咬合様式について認識する

不正咬合とTMDの関連について長い間論争が続いているが，少なくとも主因とは考えにくいというのが近年のコンセンサスであろう．しかし，前述のようにPullingerら[1]やMcNamaraら[4]が示すように，一部の咬合様式についてはある程度の関連性が示唆されている（同時に彼らはTMDに対する咬合因子の寄与率は10～20％であるとも結論づけている）．具体的には，骨格性の前歯部開咬，6～7mm以上の水平被蓋，RCP-ICP間の4mm以上の滑走，片側性交叉咬合および5本以上の後方歯欠損などをもっている患者は，リスクの高いグループに入るかもしれない．

2）リスクの高い治療について認識する

表1に示したように，動的治療時に新しい早期接触や干渉をつくったり，患者固有のガイダンスを喪失させてしまう可能性がある歯牙移動はリスクが高くなる．

3）リスクの高い集団を認識する

TMDには，もともとリスクが高いグループがある（表2）．極端なブラキオフェイシャルは，その強い咬合力により関節に負担をかけやすく，逆に極端なドリコフェイシャルは，LFHが大きく臼歯部の咬合変化が全体に影響を与えやすいのかもしれない．さらに，ブラキシズムなどのパラファンクションは，関節に適度の負担を与えやすいのはいうまでもない

（通常，意識のタガがない睡眠時の力はそれだけ強大ともいえる．覚醒時に歯軋音をだすことはできない）．

4）リスクの高い患者には前もって告知する

　関節症状をもつ人びとは（近視の人が多いように），先進国ではごく一般的であるといえる．クリッキングや開口障害などの症状は，（普通の）健康な人びとに誰でも起こる可能性がある．

　矯正的アプローチの大きな欠点の1つは，時間がかかることである．LOTはCOTよりも期間は短いが，それでも数か月から年単位にわたって患者を管理していく必要がある．したがって，この期間に歯科の治療とは関係なく，たまたま人生のなかで症状の初発を迎える患者も存在するはずである．もし，歯科医院に通院中に顎に症状がでたら，そのときの治療のせいと思ってしまうのは，患者の心理として当然のことといえる．

　McNamaraは，1996年のNIHのTechnology Assesment Conferenceにおいて，関節症状の初発はとくに思春期に年齢とともにピークを迎えるため，この時期には，前述のような問題が起こる恐れがあると言及している[5]．しかし，だからといって，ある患者を治療中に症状の発生がみられたら，それは"濡れ衣である"とするいいわけにはならない．その原因を最初に疑うとしたら，それはやはり術者自身の治療経過のなかにあるのだろう．

　矯正，一般にかかわらず，管理が長期にわたる患者については，治療中の関節症状のリスクがゼロではないことを前もって告知しておくことは，患者と術者の利益につながることはいうまでもない．

3．TMDの治療手段としての矯正の位置づけ

　可逆的アプローチでTMDの治療をまず行うことは同様であるが，症状の改善がみられたら再評価を行い，つぎの非可逆的治療に入るかどうかを決める（図7）．TMDに対する非可逆的治療は，関節の外科処置を除けば咬合治療であり，これは図7に示す

表2　TMD発症のリスクが高いグループをつくると思われる要素．

- ・パラファンクション
- ・極端なドリコフェイシャルまたはブラキオフェイシャル
- ・下顎への過去の外傷の既往
- ・関節雑音や開口障害などの既往
- ・悪習癖，悪習慣（頬杖やうつ伏せ寝など）
- ・年齢（思春期および中年期にリスクが高い）
- ・女性
- ・骨格性開咬に代表される一部の不正咬合

ように3つしかない．咬合とTMDとの深い関連性が疑われているなかで，現在多くの症例は非可逆的治療に移行することなく，TMDの治療を終了している．

　少数の咬合治療必要者のなかで，矯正はもっとも侵襲が大きい1つであり，それが選ばれる確率は低いといえる．Okesonは，1／3ルール（図8）を提示して非可逆的治療の選択肢としての矯正の可能性を示しているが[6]，臨床では逆に矯正ほど顎位を保持しながら咬合をつくっていくことが困難な治療法はない．スプリントを使用し，症状が消失したと思われる新しい顎位を，矯正を含む非可逆的治療で再現するという方法で完了した従来の患者の一部は，必ずしも非可逆的アプローチが必要なかったのかもしれない．反面，前述のような骨格性のオープンバイトに代表される一部の不正咬合に対しては，むしろ矯正的手段しか根本的アプローチが存在しないため，積極的な適用が許されるであろう．しかし，今のところTMDを予防する意味での矯正治療が存在する証拠はない．

　この観点から，LOTが直接TMDの治療手段として適応されることは少ないと思われるが，たとえば安定した臼歯部咬合を得るための行う補綴前処置としてのアップライティングなどは，これにあたるかもしれない．同様な症状をもっていたが，アプローチが異なったケースを図9，10に示す．

まとめ

　臨床は，楽観的というよりもむしろ悲観的な見通しのもとに行うほうがうまくいくであろう．しかし，

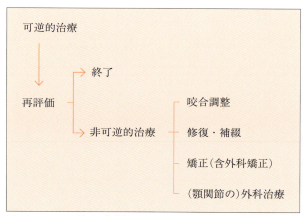

図7　TMDの治療手段としての矯正の位置づけ.

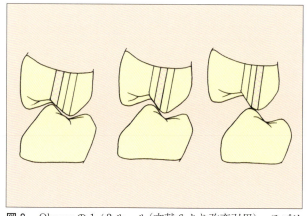

図8　Okesonの1/3ルール（文献6より改変引用）．スプリントなどで新しく得られた顎位を安定させるために，前頭面でみたときに，もしズレが臼歯部機能咬頭の1/3以下であれば咬合調整，2/3以上であれば矯正，その中間は補綴という非可逆的アプローチ選択の際の基準を示している．

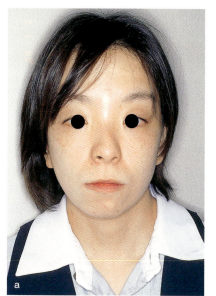
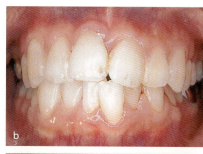
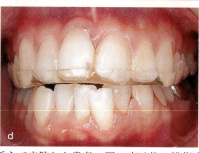
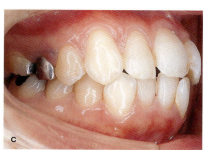
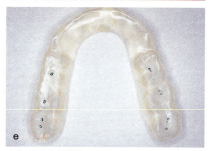

図9 a〜e　開口制限と右側関節部の痛みを訴えて来院した患者．開口度は約1横指半であり，右側関節はほぼロックしていた．筋肉症状はみられなかった．食いしばりの癖がある．下顎安静位の自覚と食事指導およびスタビライゼーションタイプのスプリントの適用を行った．約5か月で症状はほぼ消失した．歯牙系は，上下顎前歯部が前突し，しかも叢生もあるため，矯正医としては小臼歯を4本抜いてきれいに並べたくなるケースである．この咬合は，当然"不正"の範疇に入るのであろうが，臼歯部咬合は安定しているし，ガイダンスにも問題はないため，咬合の寄与率は低いと考えられる．したがって，矯正的アプローチはTMDの改善にほとんど貢献しないと思われる．本人が他の目的（たとえば審美性の改善）を訴えて希望しない限り，矯正を含む非可逆的治療の適用とはならないであろう．

　TMDでの関節症状のみについては，ほんの少しであれば楽観的に考えることが許されるかもしれない．それは，症状がある程度self limitingなものであるといわれているからである．極論すれば，何もアプローチしなくても，少なくとも半数以上は傷跡が残っても傷口がふさがってしまうように，生活上はほとんど支障はなくなってしまうと考えられる．し たがって，矯正治療に限らず，もしある患者の通院中に何らかの症状の発現があったとしても，通常の関節に対するアプローチを行えば，大きな問題になるケースは少ないのかもしれない．

　矯正治療は，期間が長く，顎位を変化させる可能性があるため，一般歯科の臨床でも共通して以下の点を考慮する必要性は高いと思われる．

第11章　LOTとTMD

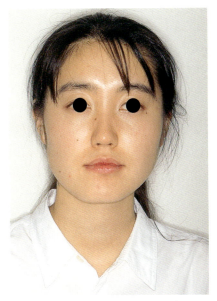
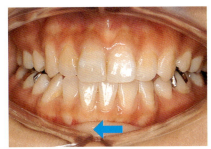
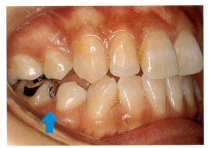
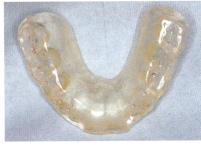
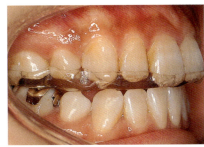
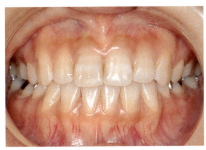
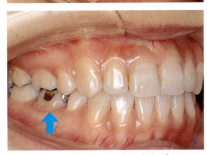

図10a	図10b	図10c
	図10d	図10e
	図10f	図10g

図10a〜g　図9のケースと同様に，開口制限と右側関節部の痛みを訴えて来院した患者．中学生のときに矯正治療を受けており，第一小臼歯は抜歯されている．開口度は約2横指半あり，右側関節に相反性のクリックが観察された．触診により，右咬筋停止部および右後頸部の痛みもあった．食事指導とスタビライゼーションタイプのスプリントの適用を行ったところ，約3か月で症状は右側の軽度のクリック音を除いてほぼ消退した．患者は矯正既往であるため，歯牙系では上下顎前歯に叢生はみられないが，臼歯部での安定した咬合を欠いている．また，スプリント除去後，いわゆる中心位から中心咬合位に右側への滑走が生じ，咀嚼に対しての違和感を訴えた．関節の患側と下顎骨がズレを起こしている方向が一致すること，また臼歯部咬合も安定していないことから，このケースでは，咬合が症状に寄与している割合は大きいと考えられた．その後，COTでできる限り中心位と一致させるように，咬合接触を再構成した．術後は臼歯部咬合が安定し，正中もほぼ一致している．

①問診でTMDについてのスクリーニングを日常的に行う（とくにパラファンクションや精神社会的バックグラウンドの把握に努める）．

②疫学的知見から，早期接触や平衡側干渉などが一般の人びとに普通にみられるからといって，またはそれらの不正がTMDとの関連性が薄いからといって，治療中，後にそれらへの配慮をおろそかにしてもよいといういいわけにはならない．人が人に咬合を与える作業はきわめて人工的なものであり，とくに矯正治療が終了した咬合は，いわゆる天然の歯列としてとらえられるべきではなく，その具備すべき条件はむしろ全顎的に補綴された歯列と同等に考えられるべきである．

③不正咬合とTMDおよび矯正治療とTMDの関連性は，あまり強くないという知見が臨床を行ううえでの今のところのコンセンサスになっている．しかし，将来これに対する見方が変わらない保証は何もない．したがって，矯正的アプローチに対する考え方も変化するかもしれない．"結果をだす最小の治療が最良の治療"という原則が変わらないのであれば，他の歯科治療に比べて非可逆性が高い矯正は，明確な治療手段として選ばれる割合は今後も低い．

参考文献

1. Pullinger A, Seligman DA. A multiple analysis of the risk and relative odds temporomandibular disorders as a function of common occlusal features. J Dent Res. 1993 Jun（6）；72：968-79.

2. Perry HT. Temporomandibular joint and occlusion. Angle Orthod. 1976 Jul；46（3）：284-93.

3. Reynders RM. Orthodontics and temporomandibular disorders：A review of literature（1966-1988）. Amer J Orthod Dentofac Orthop. 1990 Jun；97（6）：463-71.

4. McNeil C（ed）. Temporomandibular disorders：guideline for classification, assessment, and management. Chicago：Quintessence Publishing Co, 1993.

5. National Institutes of Health. Management of temporomandibular disorders（consensus paper）. NIH Technology Assessment Conference. Bethesda MD：NIH, 1996.

6. Okeson JP（著）. 丸山剛郎（監訳）, 根本満雄（訳）. 顎口腔機能異常と咬合のマネジメント. 東京：第一歯科出版, 1990：257-62.

7. Sato S, Goto S, Kawamura H, Motegi K. The natural course of nonreducing disc displacement of the TMJ：relationship of clinical findings at initial visit to outcome after 12 months without treatment. J Orofac Pain. 1997；11（4）：315-20.

8. Nakamura S, Miyajima K, Nagahara K, Yokoi Y. Correction of single-tooth crossbite. J Clin Orthod. 1995 Apr；29（4）：257-62.

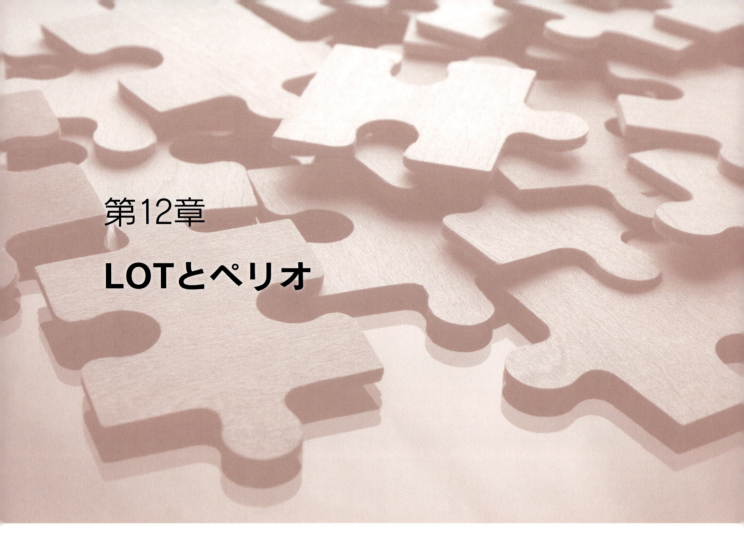

第12章
LOTとペリオ

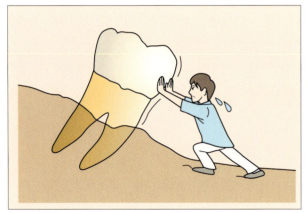

図1　病的に移動した歯を元に戻す．

はじめに

　長寿化が進行した現代では，中年期以降の多くの人がペリオに罹患している．これは，歯並びがよくても，人生のある時期には歯が病的な移動を起こして最終的にはそれを失っている人が多く存在するということである．治療は，根本的には感染の除去を行うことであるが，矯正治療は歯を少しでも長く残すことに貢献できるのであろうか？（図1）．

　歯を移動することは，歯槽骨と歯肉とを同時に改造していく人工的な行為であり，とくに骨の支持が少ないペリオ罹患歯には過酷な状況をつくりだしやすい．今のところ，動的治療が歯周組織に重篤な為害性をもたらすという報告はない．さらに，叢生と歯肉の状況を比較した研究でも，はっきりとした関連性は示されていない．では，「歯並びをよくしないとペリオやう蝕になる」ということが間違いということなのであろうか．このことは，叢生の量というよりも，むしろ個人のプラークコントロールのビヘイビアーのほうが，感染症に対しては影響力がずっと大きい因子であると解釈するべきであろう．

第12章　LOTとペリオ

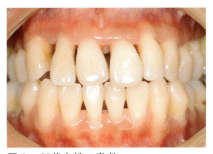
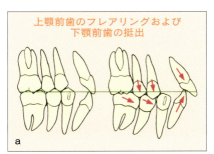
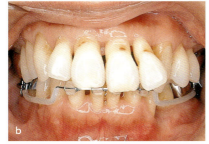

図2　20代女性の患者．

図3a,b　上顎前歯のフレアリングの発現とそのケース．上顎前歯口蓋側移動の前準備として，挺出した下顎前歯を圧下している．

では，具体的に，LOTは歯周組織，ひいては歯の余命を延ばすことに対してどのような貢献ができるのであろうか．

1．歯牙移動とペリオ

歯牙移動とペリオの関係を考えると，TMDのときと同様に，
①矯正を希望しているが，ペリオに罹患している
②ペリオによって乱れた歯列を治療の質をより高めるために矯正したい
という2つのケースが考えられる．

矯正歯科では30～40代以下の患者が多いため，通常は重度のペリオ患者は少ない．非常に大雑把であるが，臨床では①については，20代の成人で本人がペリオに気づいていないケースが多い印象を受ける（図2）．このような場合，多くは感染を除去した後，COTで対応する．

また，中高年期以降でペリオからくる骨サポートの減少により生じた病的歯牙移動を改善するために，矯正を行うケースもある（図3a,b）．これは，多くは②のような場合であり，具体的には上顎前歯のフレアリングケースなどが相当するであろう．7章の診断の項目でも一部触れたように，通常，このケースは①とは対照的にLOTの適応となりやすい．

一般的にペリオをもつ患者の矯正治療は，表1に示すように感染の除去→病的に移動した歯の環境の改善→補綴または固定という順序で進められる．状況によってはLOTを適応せずに対処できるかもしれないが，LOTを行ったほうが治療の質が上がることに異論はないであろう．

フレアリングの診断と治療のメカニクスについては，それぞれ7章と9章で述べている．全顎的にペリオに罹患し，上顎前歯がフレアリングして咬合崩壊を起こしかけているようなケースでは，その治療のエネルギーの多くはペリオの処置（感染の除去とメインテナンス）にあてられるかもしれない．

感染の除去から補綴へとつながる一連の治療（表1）を全般的に俯瞰してみると，歯牙移動に費やされるエネルギーはそれほど多くはないと考えられるが，LOTは治療の結果に対して大きな質の向上を保証してくれる．具体的には，それは上顎前歯部の口蓋側移動およびスペースの閉鎖と，下顎前歯部のクラウディングや根近接の改善である（図4a）．とくに上顎前歯部については，補綴時の歯冠-歯根歯軸の一致に貢献するだけでなく，前突感に代表される審美的改善にも大きく寄与する（図4b）．このようなフレアリングの改善は，COTでも当然可能であり，口蓋のプレートをつくり，それに輪ゴムをかけるような方法でもできるかもしれない．

しかし，より正確で確実な結果をだそうとしたら，UAを使用したエッジワイズ（FPA）のメカニクスが最適である場合が多いと思われる．

平均寿命が非常に長くなった現在，多くの人びとにとって中高年期以降に満足のできる状態で歯を残すことが難しくなってきている．多くの場合，それはペリオによって歯が喪失してしまうからであり，喪失の順番は，プラークコントロールの困難性や根

表1 ペリオ患者の矯正的アプローチ(文献5より改変引用).

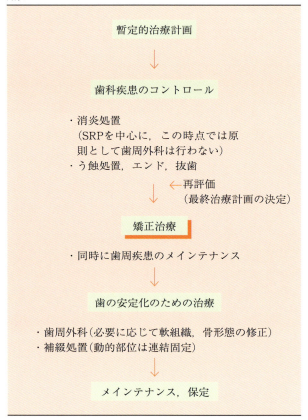

分岐部の問題で大臼歯部を失うことから始まっていると思われる(図5).

いったん不安定になった臼歯部咬合は,その瞬間から前歯部に力学的影響を与え,早晩前歯も存在が危うくなる.前歯にとってみれば,あくまでも臼歯あっての前歯であり,臼歯を欠いた前歯は仮に存在できても,人生のスパンからいえばほんの一瞬に過ぎないだろう.この意味で,われわれが臨床の現場でフレアリングとして認識している病的歯牙移動の状態は,多くの人が歯を失っていくなかで通り過ぎていくひとつの過程なのかもしれない.したがって,この問題の解決についてLOTの果たす役割は象徴的に大きいと思われる.

フレアリングを診断すること自体はそれほど難しくなく(7章),実際の移動についてもコントラクションUA(9章)のスキルが身に付けば,ほとんどのケースに対応できると考えられる.また,最近では臼歯部が欠損したり,固定源として使用できないようなケースについては,使用後除去を前提とした矯正用アンカースクリュー(13章:TAD)も開発されている.

では具体的に,臨床では,LOTとペリオとの連携をどのように考えたらよいのであろうか? 以下に,治療のそれぞれのステージで考えていきたい.

2．矯正はいつ介入するのか？

表1に示すように,最初に行うべき治療は感染の除去である.感染を残在させたまま歯牙移動を行うと,急激な支持骨の喪失を引き起こし,歯の脱落を招く可能性がある.プラークコントロールとともに,感染の除去はSRP(Scaling and Root Planing)を中心に行い,原則としては行わないがどうしても必要な場合はflapを開ける.この場合,骨形態については,歯牙移動により変化する可能性があるため,それを見通して修正するかどうか判断するべきである.

この段階での目標は,
①3mm以下のポケット
②BOP(−)
③歯根1/3の骨支持の確保
であるが,臨床的には根分岐部に問題があるケースなどでは,矯正前にあらかじめ分割や抜根を戦略的にしていくかどうかは,その歯を固定源として参加させるのかおよび最終補綴とどのように調和させるのかによって,個々の症例で判断していく他はない.現実的には,根分岐部へのアプローチはLOT終了後に行うことが多く,動的治療では十分な注意が必要である(図6).また,歯根1/3の骨支持の確保についても,実際はすべての歯に対してGBRなどを適応できるわけではなく,抜去するほどでもないが,骨支持が極端に少ない歯でも移動の対象とすることが多い.限られた条件のなかではあるが,動的治療前にエムドゲイン®などを使用して骨欠損を回復させることもある(図7a,b).ポケットについても,BOP(−)であれば5mm程度でも問題ないことが多い.

第12章　LOTとペリオ

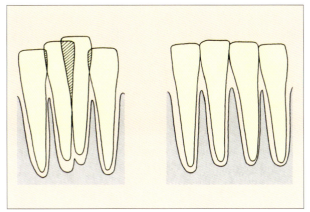

図4a　矯正は歯冠ではなくむしろ歯根を並べる作業である．クラウディングの除去は，根の近接を改善し，メインテナンスがより容易な環境をつくりだす．

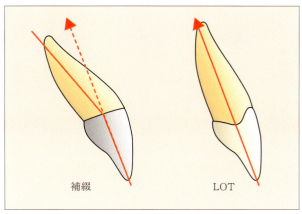

図4b　フレアリングした上顎前歯を補綴処置でカモフラージュすると，歯冠-歯根歯軸が一致しない．

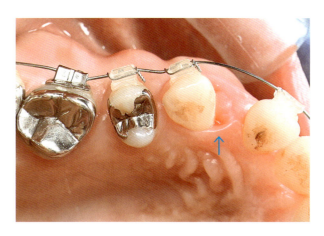

図5　軟組織の改造は歯槽骨のそれより遅い．犬歯の移動により生じた一時的な歯肉のギャップ．

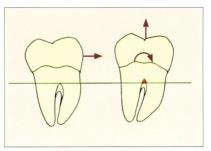

図6　根分岐部に病変を残したまま移動を行うと，状態は悪化する．

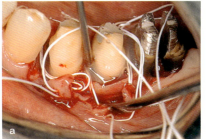

図7a, b　楔状欠損に対するエムドゲイン®の適用．歯の残存をはかり，さらに矯正に耐える骨支持の確保をねらいとしている．

　再評価の段階で前述のめやすがクリアできていれば動的治療を開始することとなる．

3．動的治療中の注意

　骨サポートの少ない歯は，抵抗中心と力点との距離が通常よりも大きくなるため，この原理により同じようにかけた矯正力が増幅されやすい（図8a～c）．サポートの少ない歯は骨改造の量も少ないため，動きがでやすい反面挺出が生じやすく，根部に過大な力がかかりやすいことがわかる．したがって，メカニクスを考えるときは，できるだけ矯正力を通常よりも意識して小さく与えるべきである．骨支持が小さいことは，同時にアクション-リアクションを考えるうえで固定源がロスしやすいということも忘れてはならない．

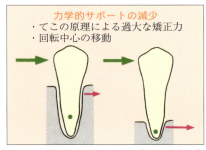

図8a 骨サポートの悪い歯は，矯正力が増幅される．

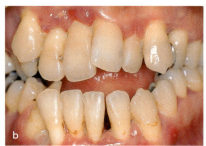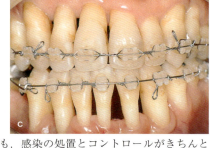

図8b,c サポートが極端に少ない患者でも，感染の処置とコントロールがきちんとできていれば，矯正は可能である．

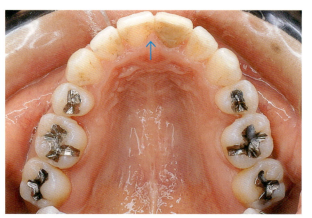

図9a 圧下により，歯肉炎を引き起こしやすい環境となっている．

図9b 上顎前歯を口蓋側移動したケースでは，口蓋部歯肉に仮性ポケットを生じやすい．

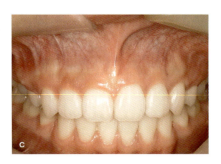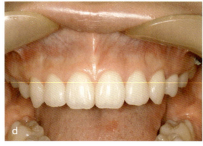

図9c 叢生改善後，歯肉のラインが不揃いとなっている．

図9d CEJの位置まで歯肉切除を行った．

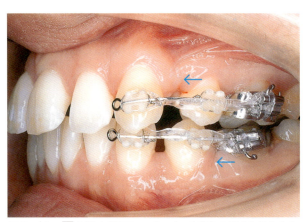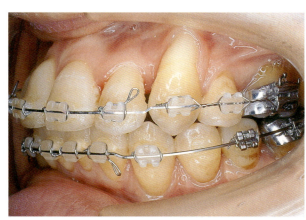

図10 |3,4| の遠心部にinvasination（歯肉の嵌入）がみられる．

図11 |3 に歯根露出がみられる．

第12章　LOTとペリオ

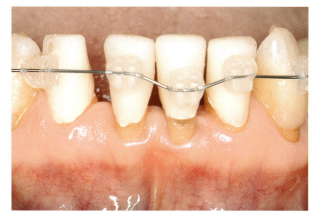

図12a, b　挺出による骨のレベリング．治療前．

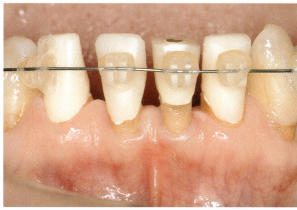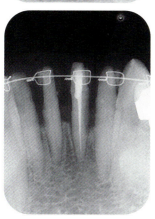

図12c, d　挺出による骨のレベリング．治療後．

　動的治療は矯正装置がボンドされるため，当然プラークコントロールはより厳密に行うべきである．同時に，術者側の責任において，動的治療と並行して4～6週ごとのPMTC，毎来院時のプロービング，定期的なデンタルエックス線写真による検査を行うべきである．また，場合によっては，プラークコントロールとともにクロルヘキシジンなどの併用を指示する．

　歯の移動様式によっては，歯肉を巻き込んで仮性のポケットをつくることがある．具体的には，LOTでは下顎前歯部の圧下や大臼歯部のアップライト，上顎前歯の口蓋側移動などがこれにあたる（図9a～d）．歯肉を巻き込むような部位にプラークの存在があると，歯周の状況が悪くなるのはいうまでもない．同様な歯肉の変化に，抜歯空隙を埋めた際にときどきinvasinationがみられることがある（図10）が，臨床上問題となることは少ない．

　動的治療時には，骨や歯肉が非薄化している部位で歯根が露出してしまうことがある（図11）．これは，とくに歯槽骨を横断するような動きを行ったときに，皮質骨より歯根がでてきてしまうことによって生じる．たとえば，頰側へ拡大して皮質骨がすべて消失しても，歯肉が残在している範囲であれば，歯を舌側へ戻せば骨は再生するが，歯肉が退縮し，偶発的に生じた根面露出については，術後に歯肉弁移動術等で対応せざるをえない．

　感染がなければ，歯を移動する際，CEJと歯槽骨頂（ABC：Alveolar Bone Crest）の距離は保存される．したがって，歯の挺出により隣在歯との間に生じた不均一な骨レベルをある程度改善することが可能である（図12a～d）．このとき，臨床歯冠は削合するため，歯冠-歯根比の改善も同時に得ることができる．

　LOTで大臼歯のアップライトを行った際，近心にあった骨欠損に新生骨が添加されたようにみえるが，実際は近心面で挺出が起こり，骨のレベルが揃っただけであり（CEJとABCの距離は保存されている），骨は改造しているが新たに添加されたわけではない（図13）．

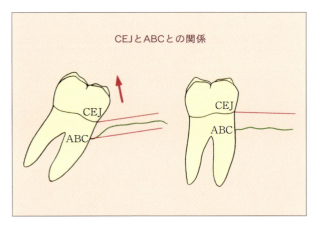

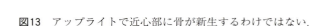
図13 アップライトで近心部に骨が新生するわけではない.

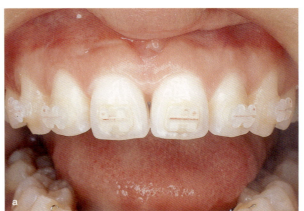

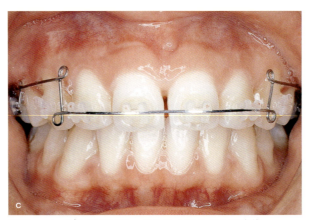

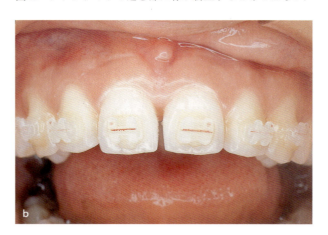

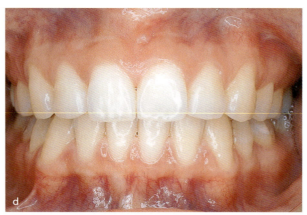

図14a〜d　1|1間のブラックトライアングルの改善.

　ペリオ罹患歯は，感染がコントロールされていると，鼓形空隙が大きく生じる場合が多い．上顎前歯部では，場合によってはこのブラックトライアングルが審美的な問題になることがある．エナメル質を削合することが許される状況であれば，動的治療中にこの問題について対処することが可能である（図14a〜d）．

4．感染症とALD　　—歯列の問題由来の不正咬合

　審美的な理由とは関係なく歯の排列の乱れは認知されやすいため，矯正治療希望の理由となりやすい．このような場合，患者は叢生の存在によってう蝕やペリオのリスクが増大し，ひいては歯の喪失につな

第12章　LOTとペリオ

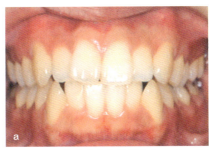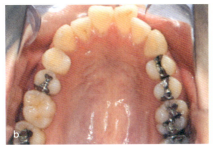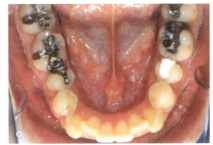

図15a〜c　よくみられる叢生ケース．う蝕は歯の位置不正の場所ではなく，臼歯部の小窩裂溝に集中している．

がってしまうのではないかという点を心配していることが多い．このような考え方は一見きわめて自然で一般的に支持されていると考えられる．歯列に叢生があり，各々の歯が正常な位置をとらないことから，結果として咬合したときに不正と分類，診断されるようなケース（図15）を考えてみよう．

　矯正では叢生の状態をALD（Arch Length Discrepancy）として定量化している．ALDの数値とう蝕およびペリオによる骨破壊との関連性は低い[7,8]．両者ともその病態は感染症であり，発症の原因は細菌である．叢生の存在は，プラークが歯列に貯留しやすい環境を与え，感染症のリスクを上げていると思われるが，根本的にはプラークコントロールがいかに行われているかということのほうが影響度が高いと思われる．ALDが存在するケースでよくみられる叢生の発現は通常前歯部に限られることが多い（例外的に下顎第二小臼歯部にみられることがある）．う蝕は叢生が存在する前歯部の重なり部分にあるというよりも，むしろ臼歯部咬合面の小窩裂溝や隣接面に集中している（図15）．叢生が存在することで感染のリスクが増加していることは否定できないが，極端な重なりでなければむしろ歯の素材の解剖学的形態の要因のほうが影響力が高いのかもしれない．ペリオについても同様であり，感染の部位特異性を考えると根の解剖学的構造が複雑な根分岐部などは骨破壊の頻発部位である．小窩裂溝や根分岐部など歯のプロパー（歯の素材）の問題は歯牙移動によって変化するわけではない．このことが矯正治療からみたときの叢生という不正の改善と感染症とのかかわりを薄くしているのかもしれない．

1）矯正的アプローチはう蝕・ペリオから逃れる免罪符にはならない

　極端な場合は別であるが，通常よくみられる犬歯の低位唇側転位程度の叢生では，矯正的アプローチで歯列を改善することによって，う蝕やペリオから逃れられる免罪符を買ったことにはならない．もちろん混雑のない歯列のほうがプラークコントロールは結果として行いやすくなるし，感染症のリスクを確実に下げてくれるだろう．しかし，患者主訴が歯列の審美性ではなく，感染症のリスク低減（ひいては歯を生涯維持したい）にあるのであれば，矯正治療は第一選択ではないという認識が術者に必要だろう．当たり前であるが感染症の予防手段は矯正治療ではなく，PMTCを含むプラークコントロールにある．また，叢生のケースでよくみられる上顎側切歯のロックや低位に由来する犬歯誘導要素の欠落などが咀嚼や顎機能に悪影響を与えているという明確な証拠はない．したがって，治療必要性の立場から咬合不正を判断するとき，通常よくみられる単純な（骨格系の問題が少ない）叢生ケースでは，歯の位置異常からくる感染症や顎機能異常との関連性は低いと考えられるため，矯正治療が必要な不正咬合の範疇に入るケースは少ないと考えられる．

5．ペリオ既往歯のLOTケース

　ペリオの罹患により骨破壊が生じても，一旦感染のコントロールがしっかりできれば，歯牙移動を行うことに大きな問題はない．

　症例1〜3に比較的難易度が低いと思われるLOTケースを提示する．

89

症例1：清掃性向上のため，3-incisorにしたケース

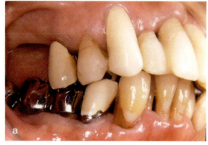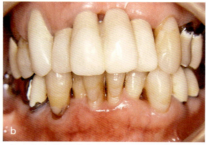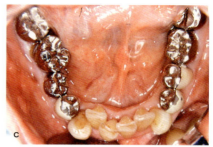

図16a〜c　再評価時の口腔内．Angle II級であるが臼歯部咬合はそれなりに安定しており，アンテリアガイダンスも問題ない．

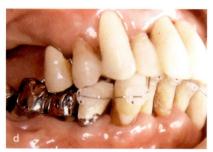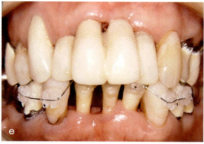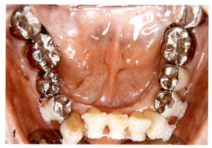

図16d〜f　ペリオの治療が進んだ時点で，患者が下顎前歯の叢生を訴えたため，あわせて上顎前歯の補綴環境の改善と下顎前歯部の清掃性の向上を目的に|1|を抜歯後，LOTを始めた．.014 Ni-Tiより始め.016×.016 Ni-Tiまでレベリングを繰り返した．

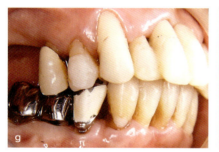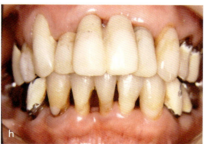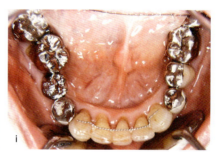

図16g〜i　約半年の動的治療で排列は終了した．支持骨レベルの低下した歯の保定は固定である（3+3）．

1）清掃性向上のため，3-incisorにしたケース（図16）

下顎犬歯間のALDが－4mm程度存在し，歯間ブラシによる清掃が困難となっている．下顎の4切歯は大きさ，形がほぼ同等であり，3本として仕上げても審美的な問題は小さい．ペリオ既往歯ではブラックトライアングルが大きく出現してしまうが，歯根の近接が解消され，セルフケア環境の向上が期待できる．

|1|の抜歯後，単純にレベリングを繰り返すことにより，3切歯が多少のフレアーをともないながら排列された．

2）フレアリングを改善したケース（図17）

臼歯部咬合は比較的安定しているが，|1|が大きくフレアーしている．このようなケースでは，前症例と同様にしっかりレベリングをしたうえでパワーチェーンによりリトラクションを行えば比較的短期間で結果をだすことができる．

3）臼歯部にインプラントを埋入したPTM改善ケース（図18）

感染の除去後，上顎インプラントの埋入と並行して下顎のレベリングを行っている（|3|は抜歯）．|5のscissors' biteは患者固有の位置不正であり，PTMで

第12章　LOTとペリオ

症例2：フレアリングを改善したケース

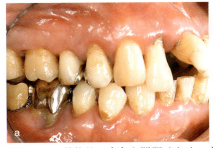 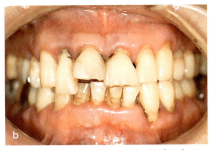 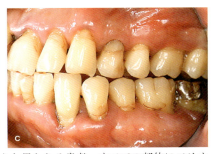

図17a～c　骨格的に大きな問題はなく，もともとAngle I級でしっかり咀嚼できていたと思われる患者．すべての部位にペリオの問題をもっており，PTMがおもに上顎前歯部にみられる．

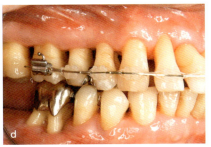 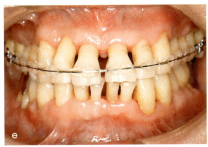 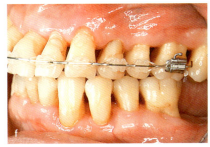

図17d～f　再評価が終了し，感染の除去が確認された時点で，フレアリングの改善のため，LOTを行っている．この矯正自体は決して難易度が高いわけではない．

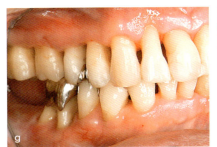 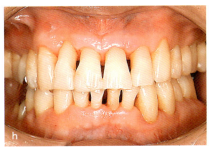 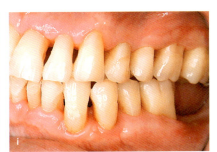

図17g～i　口蓋側に牽引された上顎前歯部は，天然歯のまま使用するため，口蓋側をワイヤーで固定されている．この一連の治療のなかでもっとも難易度が高いのは，感染の除去に対する診断と治療のスキルである．矯正治療は，あくまで脇役にすぎないが，逆に歯牙移動なしに良好な結果は得られない．

はない．

　$\overline{3}$ の抜歯スペースを利用し，下顎前歯部を排列，およびIPRを追加することにより $\overline{5}$ をレベリングしている．上顎のインプラントは，前歯部フレアリングの改善のための固定源として使用され，ワイヤーを使用せず単純にパワーチェーンで口蓋側への傾斜移動を行っている．

　このように一見複雑にみえる多数歯のLOTケースでも，ペリオとの関連が大きい場合は，単純なレベリングや傾斜移動のみで治療が完結することが多く，歯牙移動の難易度は決して高いわけではない．ペリオ既往歯の矯正を考えた場合，LOTの貢献度は大きい．反面，エッジワイズ法の基礎の理解があれば，臨床医がそれを実践するハードルは決して高くない．

6．保定はどうするのか？

　通常，ペリオ罹患歯の歯牙移動後の保定は，永久固定である．動的治療が終了した後に大規模な補綴

症例3：臼歯部にインプラントを埋入したPTM改善ケース

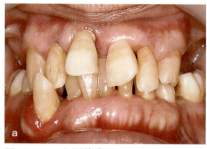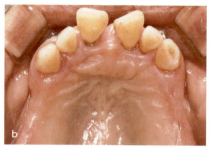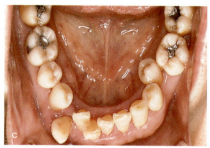

図18a〜c　上顎前歯のフレアリング，右側側方歯群の近心傾斜，下顎前歯のクラウディングなどのPTM症状がみられる．患者は骨格系にズレがなく（skeletal Ⅰ級），かつての口腔内もAngle class Ⅰであったと思われる．バックグラウンドのよいこのようなケースは一見困難性が高くみえても，比較的取り組みやすいといえる．

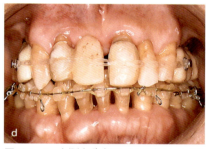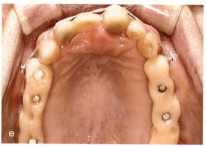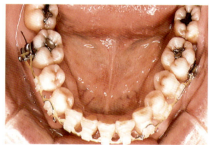

図18d〜f　上顎臼歯部のインプラントは，フレアリング改善の固定源を与えると同時に高径を再獲得し，上顎前歯口蓋側牽引の際の干渉を防いでいる．インプラントの埋入は，結果としてLOTの難易度を大きく低下させている．

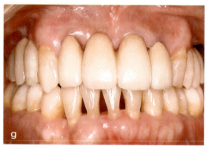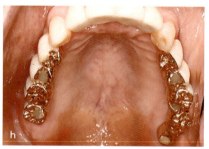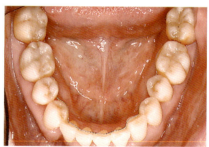

図18g〜i　下顎はレベリングしたのみで，天然歯で排列が完成している．対合歯である上顎歯列はほぼすべて補綴歯のため，安定した臼歯部咬合とともに良好なアンテリアカップリングが得られている．

をするようであれば，当分連結したプロビジョナルレストレーションを入れておき，その後に歯冠部を連結して固定を行えばよい．しかし，臨床では歯冠部に大きな問題がなく，キャッピングが必ずしも必要ない場合も多い．このような場合，A-splintなどは，長期的には安定性に欠くことも多いが，クラウンでキャッピングするような侵襲の大きい治療が先延ばしにできれば，それに越したことはない．連結については，長期的にペリオのメインテナンスをかねて観察していく必要がある．

　ペリオに対する確定的なアプローチ（flap，骨の形態修正，抜根等）は，動的治療後最低6か月程度間をおいたほうがよいであろう．最終補綴装置は，ペリオに十分配慮するべきであることはいうまでもない．

　最後に，臨床での矯正とペリオのかかわりを表2に示す．

第12章　LOTとペリオ

表2　ペリオ患者の矯正.

- ペリオ患者の包括的治療のなかで，病的移動をした歯に対する矯正は，全体の治療のなかではあくまでも補完的．したがって，LOTの適用は選択肢となる場合が多い．
- 矯正治療介入のめやすはBOP(−)，ポケット3mm以下．
- 骨サポートの少ない歯は力が増幅する．動的治療時は力のかかりすぎに注意．
- ペリオとのかねあいでは，原則として保定は固定．
- 歯周外科によるアプローチは，原則動的治療後に行う．

参考文献

1. Ainamo J. Relationship between malalignment of the teeth and periodontal disease. Sand J Dent Res. 1972；80(2)：104-10.
2. Wennström JL, Lindhe J, Sinclair F, Thilander B. Some periodontal tissue reactions to orthodontic tooth movement in monkeys. J Clin Periodontal. 1987 Mar；14(3)：121-9.
3. 加治初彦．上顎前歯のフレアリング症例．the Quintessence別冊／臨床家のための矯正YEARBOOK'99，東京：クインテッセンス出版，1999：268-77.
4. Ericsson I, Thilander B. Orthodontic relapse in dentitions with reduced periodontal support：an experimental study in dogs. Eur J Orthod. 1980；2(1)：51-7.
5. 星野亨．矯正治療を生かしたチームアプローチ．矯正治療を補綴処置の流れのなかでどのように位置づけるか．the Quintessence別冊／臨床家のための矯正YEARBOOK'99，東京：クインテッセンス出版，1999：141-6.
6. 加治初彦．「GP−矯正医」連携の現状を考える．第2回　専門医に送るなら何を判断基準にするべきか．the Quintessence．2009；28(3)：96-106.
7. Helm S, Peterson PE. Causal relation between malocclusion and caries. Act Odontol Scad. 1989 Aug；47(4)：217-21.
8. Helm S, Peterson PE. Causal relation between malocclusion and caries. Act Odontol Scad. 1989 Aug；47(4)：223-8.
9. 加治初彦．「GP−矯正医」連携の現状を考える．第4回　日常臨床で活かす矯正　Part 1．the Quintessence．2009；28(5)：68-80.
10. 加治初彦．「GP−矯正医」連携の現状を考える．第5回　まとめ：連携の理想を求めて．the Quintessence．2009；28(6)：72-82.

■ コラム：PTMとは何か？

　PTM(Pathologic Tooth Migration)とは，病的歯牙移動のことである．たとえば，6|欠損を放置後の7|の近心傾斜もこの範疇に入るかもしれないが，臨床でよく問題となるのは，ペリオによる骨破壊をともなった移動である．歯のこの種の移動は，感染の除去が終了した口腔内で咬合安定化のための補綴作業に入る際に障害となることが多い．筆者はPTMの3分野としてその内容を位置づけている．感染はコントロールされても位置不正(malposition)の問題のみで抜去される歯があるとすれば，矯正の果たす役割は大きい．したがって，PTMを解決する手段としてLOTのアプローチは有効であり，もしGPが一部の矯正を自ら行うというのであれば，パターンが決まっていて難易度の低いこの分野こそが入口になるだろう．

PTM 3分野

①側方歯群近心傾斜
②下顎前歯の叢生と挺出
③上顎前歯のフレアリング

▲頻繁に臨床で問題となるPTMの3分野．

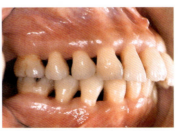

▲PTM解決にLOTは大きな力となる．

第13章
LOTとインプラント，TAD

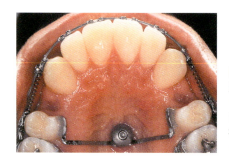

図1 口蓋に適用した固定源としてのインプラント（Straumann社のカタログより）．

はじめに

　エッジワイズ装置が出現してから100年近く経つ矯正治療の歴史のなかで，患者協力度を求めず，なおかつ負担感の少ない方法として，インプラントの応用は1990年代からとくに注目されてきた．歯が歯槽骨内で移動を起こすのは，その歯根膜腔内で骨の改造機転が生じるからである．したがって，歯根膜をもたないインプラントは，もしそれが問題なく埋入されていれば，矯正治療で通常使用する力（最大でも数100g）で動いたりすることはない．インプラントは，矯正治療の固定源としては，反作用の力に対してまったく動かないという意味で理想的な固定源であり，絶対固定（absolute anchorage）と称されるゆえんである．これはちょうど池に溺れている人を助けようとしている人の脇に杭を打ち込んで，安定性の確保をはかっていることにたとえることができるかもしれない．

　インプラントの矯正への応用は，患者協力度を必要としないという利点がある反面，特別な手術が必要であり，費用も余分にかかるため，決して広く普及しているわけではない．

　メーカーとして本格的に矯正に特化したインプラントを最初に発売したのはStraumannであり，これは，口蓋部に短いフィクスチャーを応用し，上顎

第13章　LOTとインプラント，TAD

症例1：ペリオにより多数の臼歯を喪失しているケース

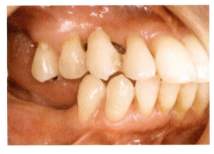
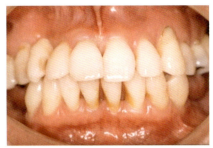
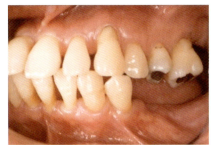
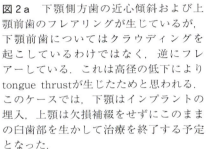
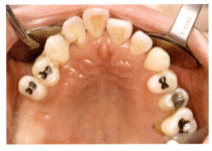
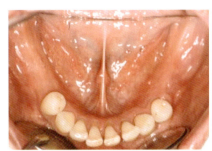

図2a　下顎側方歯の近心傾斜および上顎前歯のフレアリングが生じているが，下顎前歯についてはクラウディングを起こしているわけではなく，逆にフレアーしている．これは高径の低下によりtongue thrustが生じたためと思われる．このケースでは，下顎はインプラントの埋入，上顎は欠損補綴をせずにこのままの臼歯部を生かして治療を終了する予定となった．

大臼歯と連結することで固定源の確保をはかるタイプである（図1）．1990年代に発売されたこの装置は，欧州ではかなりのケースが臨床応用されていた（2000年の欧州矯正学会のテーマはインプラント矯正であった）が，残念ながら日本で発売されることはなかった．

このような矯正治療に特化したインプラントについては，1990年代までは製品の選択肢は少なく，また埋入手術そのものもかなり専門性が必要とされるため，普及が進まなかったという側面もある．しかし，1990年代の終わりのTAD（Temporary Anchorage Devise）の登場により，患者負担の少なさから矯正治療でのインプラント適用が格段に容易になってきた．TADは，とくに今世紀になってからは広く普及し，固定源確保の手段としてその地位を確立している．

1．PTMの対処として矯正治療が増大

ペリオ由来の多数歯欠損補綴に対してインプラントの適用が近年大きく増加してきている．そのようなケースでは，残存天然歯にフレアリングをはじめとする病的歯牙移動：PTM（Pathologic Tooth Migration）が生じていることが頻繁にある．おもに中高年者である患者本人が必ずしも矯正を希望していなくても，「ペリオの治療→欠損補綴」という一連の治療の流れのなかで，残存天然歯の移動が必要であることが多い．中等度以上のペリオ患者の半分以上には，何らかのPTMが生じているといわれている[1]．

超高齢社会を迎え，中等度以上の歯周病患者の治療機会が増大するにつれて，同時にPTMの対処という理由でLOTの適用頻度が増大すると思われる．すなわち，ペリオの治療を行うほど矯正的アプローチが必要な機会が増えているともいえる．

安定した臼歯部咬合のために用いたインプラントは，フレアーしたり，傾斜，挺出，捻転を起こしている前歯群を矯正する際の信頼性の高い固定源となりうる．この場合のインプラントは，当然矯正治療の固定源としての目的で埋入したわけではない．しかし，有歯顎患者へのインプラント埋入がごく当たり前になった現在，とくにペリオのケースで矯正との結びつきがインプラントと比例して増加しており，両者を媒介しているのがPTMだといえる．

以下に，一般臨床でインプラントと矯正を考えたとき，固定源として，

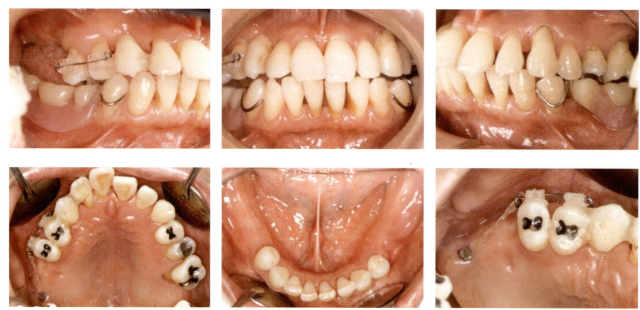

図2b 上顎右側小臼歯は遠心に埋入されたTADを固定源として，近心傾斜の改善をはかっている．

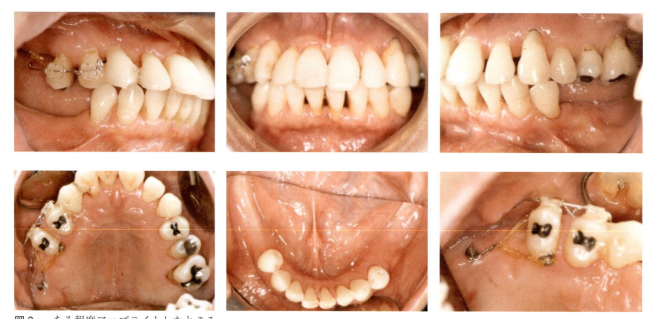

図2c ある程度アップライトしたところ．

①インプラントを用いる場合
②TADを用いる場合
についてケースをとおしてみていきたい．

2．LOTとインプラント

　前述したように矯正治療とインプラントを結び付けているのはPTMである．6を抜歯して放置した7が近心傾斜を起こすのもPTMであるが，通常PTMが問題になっているケースは，図2で示すように，臼歯部を喪失し，前歯がフレアリングを起こし，咀嚼，審美ともに大きな障害をもつ患者の治療ニーズの高い，いわゆる"切実なケース"であることが多い．感染の除去から補綴に至る一連の治療のなかで，LOTをこの種のケースに適用することは治療結果の品質向上を約束してくれる．図3に切実な

第13章 LOTとインプラント，TAD

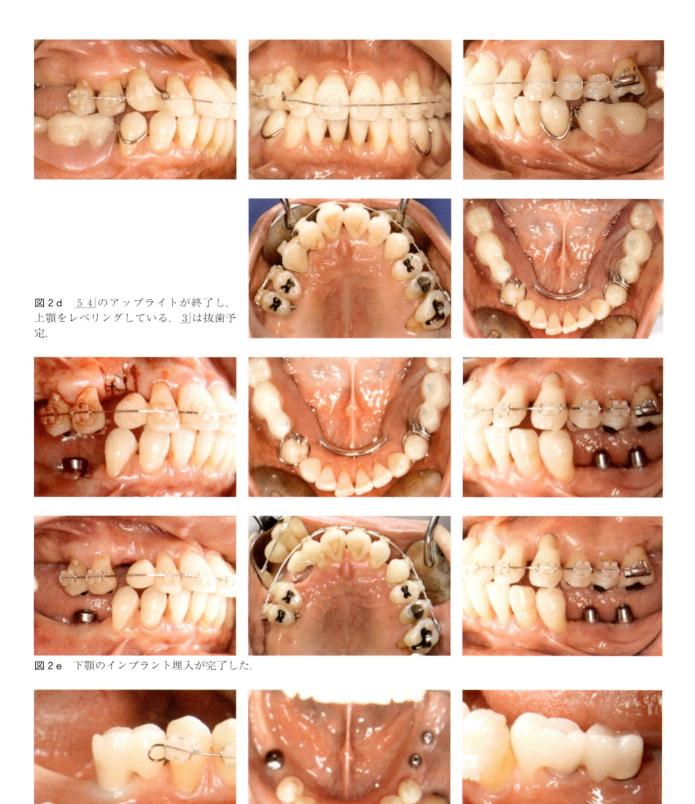

図2d 5 4|のアップライトが終了し，上顎をレベリングしている．3|は抜歯予定．

図2e 下顎のインプラント埋入が完了した．

図2f 下顎については，インプラントを固定源として側方歯の遠心へのアップライトおよび下顎前歯部のリトラクションを想定し，インプラントのプロビジョナルに移動分のダミーをカンチレバーとして製作している．

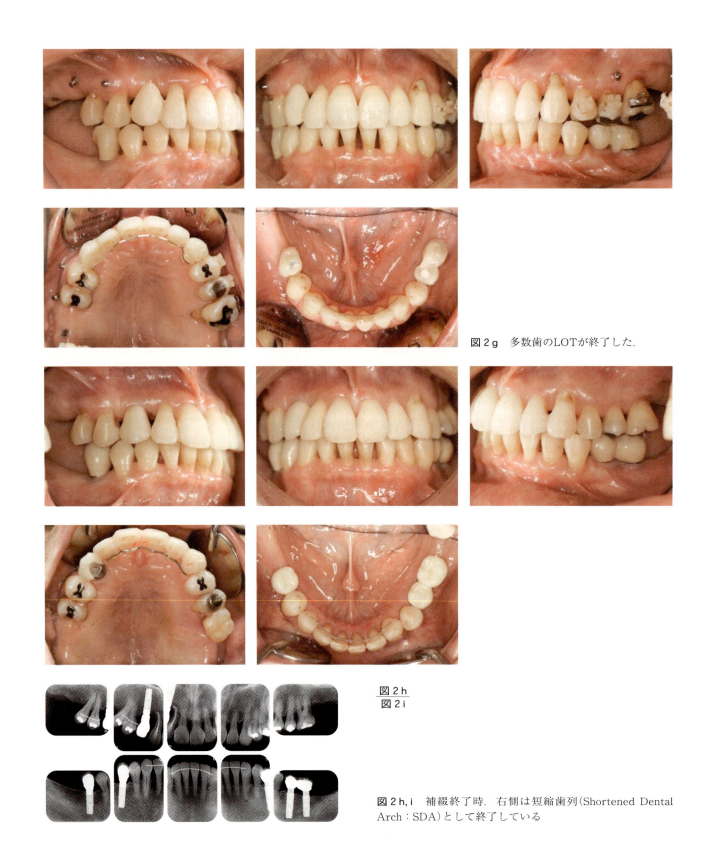

図2g 多数歯のLOTが終了した．

図2h
図2i

図2h, i 補綴終了時．右側は短縮歯列（Shortened Dental Arch：SDA）として終了している

第13章　LOTとインプラント，TAD

> ・中高年以降でペリオ患者
> ・欠損などにより臼歯部咬合やアンテリアガイダンスが不安定化
> ・PTM（Pathologic Tooth Migration）を生じている
> ・咬合安定化のために補綴やインプラント治療が不可欠
> ・不安定化した顎位，顎関節
> ・患者は必ずしも矯正治療を望んでいなかった

図3　"切実なケース"の特徴（文献2より改変引用）．

症例2：インプラントを使用せずにTADのみのケース

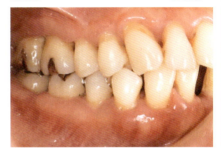
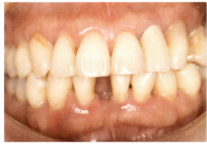
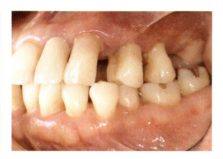
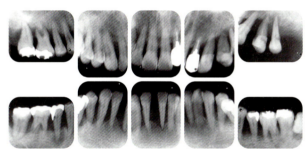

図4a
図4b

図4a, b　上顎前歯のフレアリングおよび|3の近心傾斜がみられる．1|はペリオによりすでに抜歯されている．

ケースの特徴をまとめて示す．

　では，このようなケースでのLOTを考えたとき，対処すべきPTMを具体的に考えてみよう．ペリオ由来のPTMはおおまかに3分野に分けられる（12章コラム参照）．臼歯部に埋入されたインプラントは，近心傾斜した側方歯群，フレアーした上顎前歯，挺出した下顎前歯に対し，固定源として絶大な貢献をしてくれる．

　"切実なケース"は，臼歯そのものが欠損しているか，歯槽骨の破壊により固定源としての信頼性が低いかのどちらかの場合が多く，インプラントが普及する以前は，装置を工夫するなどの方法をとらざるをえなかった．反面，上顎臼歯部にインプラントを使用したケースでは，フレアーした上顎前歯の口蓋側への牽引は簡便となり，非常に短い時間で結果がでている．フレアリングそのものは，直接的には下顎前歯の突き上げで起っていることが多いが，崩壊した臼歯部咬合が高径の低下を招き，その原因となっている．

　フレアーした上顎前歯を牽引する場合，下顎前歯との干渉のコントロールは必須である．通常それは，
①高径の再獲得
②下顎前歯の圧下
③下顎前歯の3-incisor化

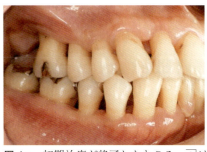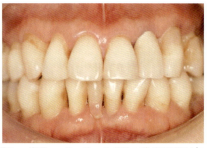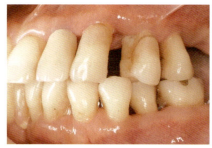

図4c 初期治療が終了したところ．|1̄はダミーが入っている．LOTの治療目標は|3̄の遠心移動および上顎前歯のフレアリングの改善と下顎前歯のスペースクローズである．

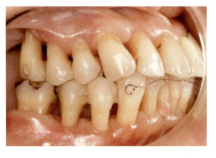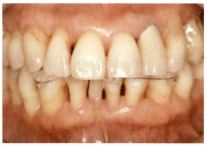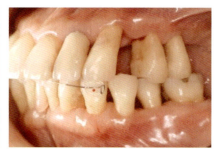

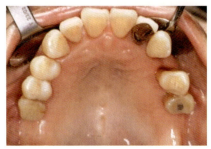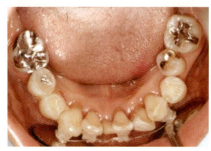

図4d 前歯部の干渉をコントロールするため，まず下顎の前歯をリトラクションしてスペースクローズをはかっている．

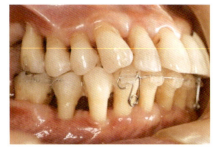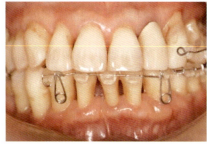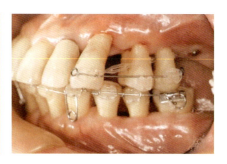

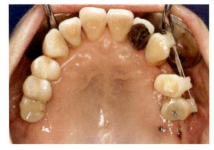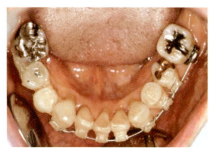

図4e 並行して，|3̄をTADにより遠心移動している．

第13章　LOTとインプラント，TAD

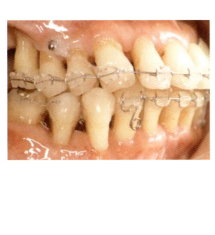
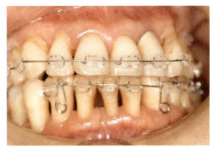
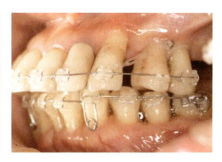

図4f　上顎前歯部のフレアリングを改善しながら，上顎右側頬側にTADを追加し，前歯部のリトラクションをコントロールしている．

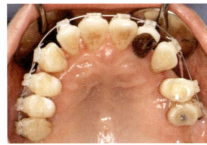
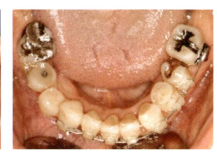

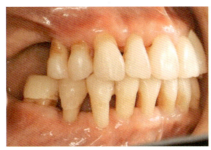
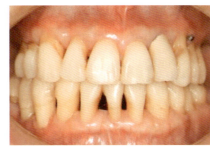
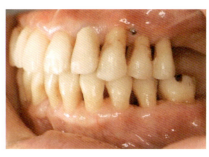

図4g　多数歯のLOTが終了したところ．側方歯は整直し，下顎は3-incisor仕上げ，上顎前歯のフレアリングも改善している．上下前歯は舌側のワイヤーにより連結固定されている．

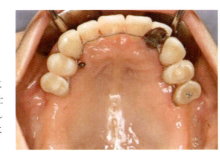
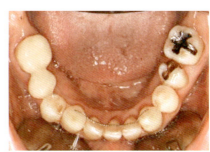

のいずれか，または組み合わせによって行われる．

　臼歯部インプラントの上部構造がプロビショナルレストレーションで使用できるようになった瞬間，高径の再獲得による干渉のコントロールは容易に達成できるため，上顎前歯部のLOTはより簡便になる．フレアーした症例に対し，臼歯部のインプラントは固定源のみならず，干渉のコントロールという点でも矯正治療に貢献できるといえる．

　このように，LOTと臼歯部のインプラントはPTMを生じている患者の治療においては非常に相性がよい．具体的には，
①下顎前歯の圧下
②近心傾斜した側方歯群の整直
③フレアーした上顎前歯の口蓋側への牽引
の分野に対して絶対的固定源となりうる．

　しかし，患者によっては臼歯部へのインプラント

101

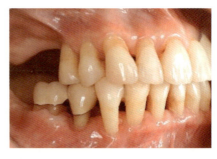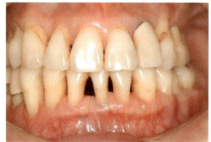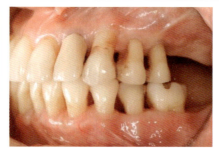
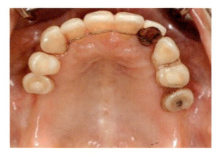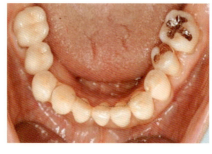

図4h　8年後.

症例3：積極的な3-incisor化により突き上げをコントロールしたケース

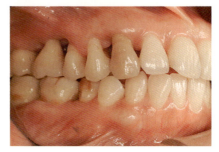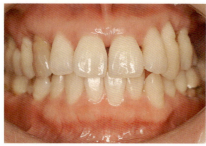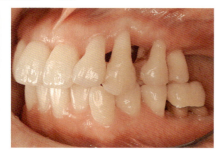

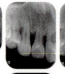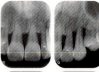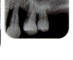
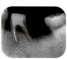

図5a
図5b

図5a, b　初期治療終了時. 著明なPTMはみられないが, 上下前歯のクラウディングおよび下顎前歯の突き上げが患者主訴としてあった.

適用を受け入れてもらえないケースもある．このような場合はTADのみの使用でPTMの改善をはかる方針となる（図4）．

またPTMケースでは下顎前歯部は叢生が悪化し，同時に対合歯への突き上げ（干渉）の直接的原因になっていることが多い．したがって，LOTでは同部を積極的に3-incisor化して叢生と突き上げの問題の解決を並行してはかっていくことがしばしばある（図5）．

今後，さらなる超高齢社会を迎えるにあたり，ペリオ患者の治療ニーズは一層高まってくると思われる．しっかりとした感染の除去を行うことは当然であるが，その後にやってくる患者の要求は，成熟した社会のなかでは，機能性，審美性ともより高い次元に移ってきている．

インプラント補綴がこの文脈のなかでより増加し

第13章 LOTとインプラント，TAD

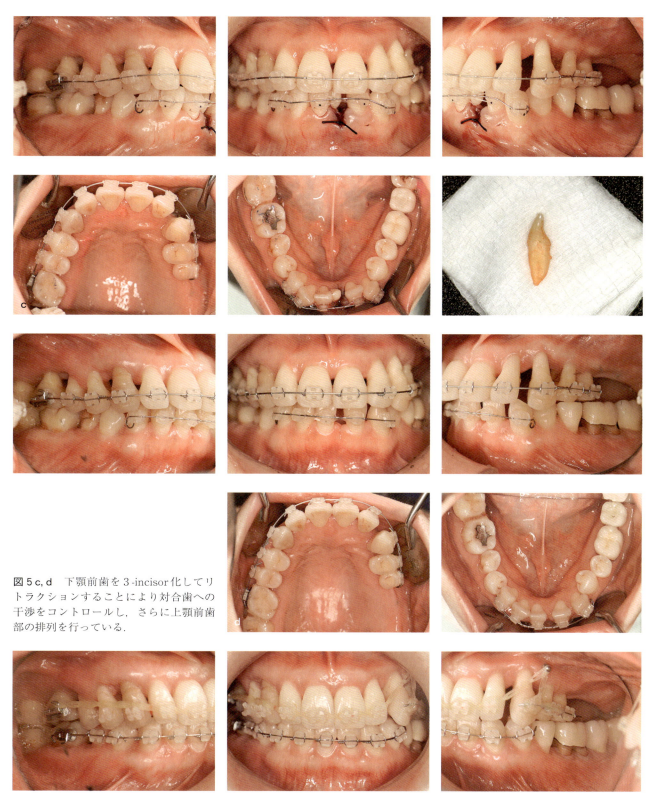

図 5 c, d　下顎前歯を 3 -incisor 化してリトラクションすることにより対合歯への干渉をコントロールし，さらに上顎前歯部の排列を行っている．

図 5 e　上顎前歯部のリトラクションにあたり，左側はTADを使用し，右側は臼歯部を固定源として使用した．

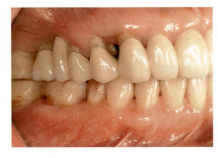
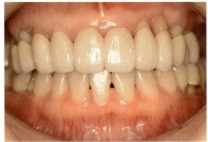
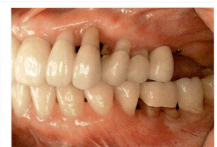
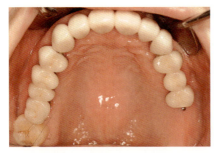
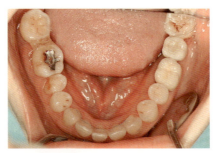
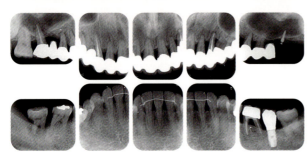

図5 f
図5 g

図5 f, g LOT終了後．上顎前歯は根が短く，さらに骨レベルが十分でないため，連結冠による固定を行っている．下顎前歯は舌側のワイヤーで固定されている．

ていくとしたら，前述のようなPTMのケースでは，矯正との相性が非常によいという事実を術者側が理解して，今後，LOTの適用を前提とした治療オプションを考慮すべきかもしれない．

3．LOTとTAD

　骨に直接矯正の固定源を求める試みは，冒頭でも述べたが手術の煩雑性や患者負担の大きさから，なかなか一般的な手法にはなりえなかった．しかし，TADの登場以来，臨床の現場で状況は変わりつつある．とくに1歯単位の移動である上顎第一大臼歯の圧下や下顎第二小臼歯の頬側へのアップライトなどにはLOTの分野として有用性が高い（図6〜8）．
　国内で現在入手可能なこの種のインプラントは，セルフドリルまたはセルフタップの木ネジ状になったチタン製という共通した基本構造をもっている．また大きさはメーカーによって多少異なるが，長さ5〜9 mm，直径1.5〜3 mm前後のものがほとんどである．例として松風のアブソアンカーの構造を図9に示す．

1）TADの術式

　TADの術式は，通常のインプラントに比べると非常に簡便であるといえる．臨床でニーズの高い上顎臼歯部頬側への埋入を例にすると，局所麻酔後，専用ドライバーにTADを装着し，当該部位に埋入植立するのみである．慣れた術者であれば，一連の術式にかかる時間は約5分程度であろう．除去もドライバーを逆回転させるのみで原則として麻酔も必

第13章　LOTとインプラント，TAD

TADを使用した 5| アップライトケース

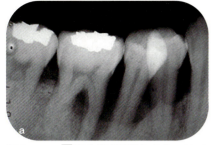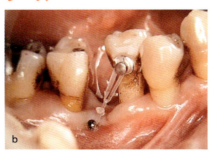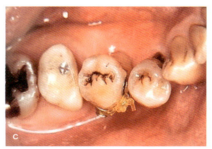

図6a〜c　6| 近心根が抜根となり，スペースが獲得できた．頬棚はTADが適用しやすい部位である．

6| インプラントを利用した 5| アップライトケース

図7a｜図7b
図7c｜図7d

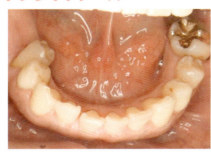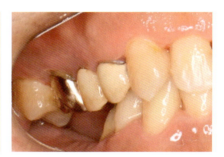
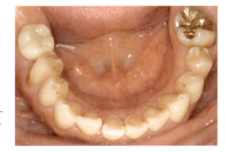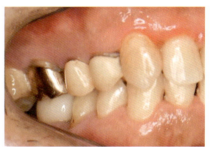

図7a〜d　前ケースと同様に 5| がscissors' biteとなっているが，6| インプラントを固定源としている．

6| 圧下ケース

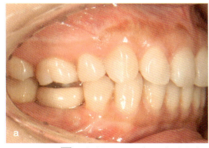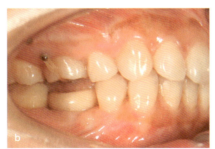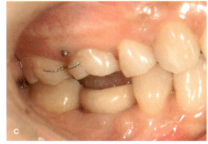

図8a〜c　6| がう蝕による歯冠崩壊を起こし，対合歯が挺出している．頬側と口蓋側の2本のTAD使用により 6| を圧下．

要ない（図10）．
　下顎最後臼歯部などの粘膜の厚い部位に対しては，埋入時に例外的に切開をしたり，また，骨が固く緻密な部位ではパイロットドリルでガイドホールを掘削しておくこともある．

2）TADの問題点

　TADは歯根間に埋入するため，歯根への近接または接触が問題になることがある．解剖学的構造の理解と術後のエックス線写真による確認が必要と思われるが，術中，手指の感触と患者疼痛の確認によ

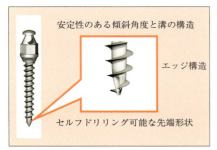

図9 アブソアンカー（松風）の構造（同社カタログより引用）.

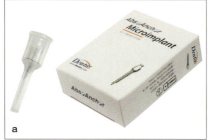

図10a, b アブソアンカーの術式．ケースより取りだし，ハンドドライバーの時計回しで埋入する．

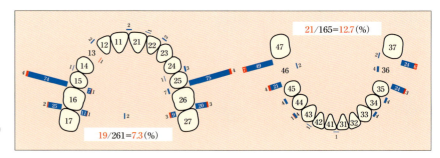

図11 TADの部位別脱落率（文献4より改変引用）.

り，通常はほとんど防ぐことが可能である．

臨床上，TADの最大の問題点は脱落である．固定源の担保となるのは骨との機械的嵌合であり，いわゆるオッセオインテグレーションではない．したがって，埋入後，初期固定が確立できていなければ，そのTADは使用できない．さらに，仮に確立できていても，しばしば脱落に遭遇する．

Sungら[4]による部位別の脱落率を図11に示す．これはTAD開発者で手術に十分慣れた術者の結果であり，臨床の現場では，脱落率はこれより何倍か多いと思ったほうがよい．したがって，患者に対しては，術前に脱落の可能性が十分高いことを前もって告知しておくことが重要である．

脱落して固定を失ってもTADは通常粘膜内にとどまるため，誤飲などの事故はあまり心配しなくてよいかもしれない．また埋入術式自体が簡便で，患者負担も少ないことから，再手術について患者の理解は得やすいといえる．

参考文献

1. Brunsvold MA. Pathologic tooth migration. J Periodontol. 2005 Jun；76(6)：859-66.
2. 加治初彦．部分矯正とインプラント．歯界展望．2008；112(2)：293-311.
3. Heymann GC, Tulloch JFC. Implantable devices as orthodontic anchorage：a review of current treatment modalities. J Esthet Restor Dent. 2006；18(2)：68-79.
4. Sung JH, Kyung HM, Bae SM, Park HS, Kwon OW, McNamara Jr JA(著)，山本照子，宮脇正一(訳)．実践インプラント固定による矯正歯科治療．東京：砂書房，2006.

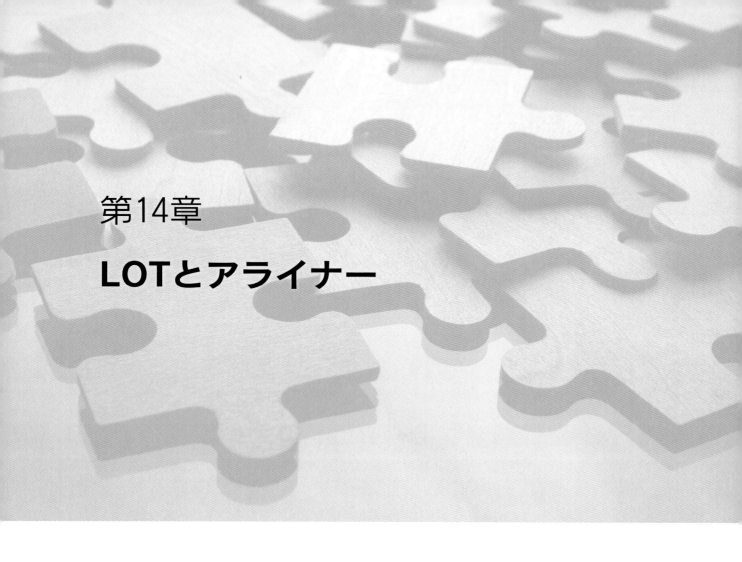

第14章
LOTとアライナー

はじめに

近年，マウスピース型矯正（以下，アライナー矯正と略）の認知度が高まり，アライナーのみを用いた矯正治療を希望される患者も多くなった．LOTの分野では，上下前歯のマイナークラウディングの改善を訴えるケースなどには，適応症例が多いともいえる．さらに下顎大臼歯のアップライトや，上顎第二大臼歯のscissors' biteなど，特定の歯を移動させることに特化した目的でのアライナーも出現している（LOTアライナー®など）．

抜歯をともなうような矯正治療については，アライナーとの馴染みは低いと思われるが，ある程度の拡大やIPR（Inter Proximal Reduction）でスペースの確保が期待できる症例については，エッジワイズ法と比較した利点と欠点を考慮したうえで適応を考えてもよいかもしれない．個々の歯の動きについては，とくに挺出が必要なケースではアライナーは不得手となることが多く，ブラケットを使用したほうが好ましいことが多い．

1．LOTにおけるアライナーの適応を考える

たとえば上顎前歯をキャッピングする前提で移動を行うLOTケース（第1章）など，エッジワイズに対して忌避感があるような患者にとっては，アライナーは強力なツールとなりえるだろう．また，補綴とは関係なく，上下前歯部のマイナークラウディングの改善については，審美的な観点からもともと患者ニーズがアライナーの適応部位であるといえる．また，同部については，下顎前歯を3-incisor化することもLOTの治療では頻繁にある．

第14章　LOTとアライナー

①上下顎前歯のマイナークラウディング
②下顎前歯 3-incisor
③下顎第二小臼歯，第二大臼歯 scissors' bite
④下顎大臼歯アップライト
⑤PTMの改善

図1　LOTにおけるアライナーの需要．PTMの改善については，ニーズはあってもまだアライナーによる十分な対応はできていない．

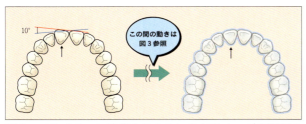

図2　アライナーに密着するように歯が動く．1̲が理想よりも10°捻転している例（赤線）．1̲の捻転が改善した模型（青線）上で製作したアライナーをはめ込むと，アライナーの弾性によって歯がアライナーに密着するように動いていく．

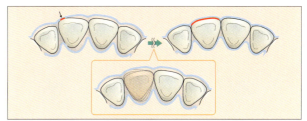

図3　点接触から面接触へ．アライナーの1番目開始時，1̲唇側遠心隅角部でアライナーは歯面と点接触（矢印）していたが，最終のアライナーが終わると1̲の捻転が少し改善し，アライナーが歯面全体に密着（面接触）している．

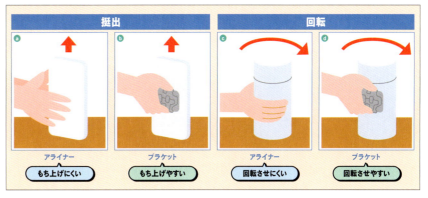

図4　アライナー装置とブラケット装置の違い．スマホと茶筒は石のように重たいと想像して動かしてみると，平滑な表面を有する物体（歯）を平滑な物（アライナー）で動かすよりは，物体（歯）の表面に取っ手（ブラケット）を付けたほうが効率的に移動できる．

　通常，LOT治療におけるアライナー適応については，抜歯をともなうことは少ないが，3-incisor仕上げについては例外だといえる．また，下顎第二小臼歯や上下顎第二大臼歯のscissors' biteの改善や，上下顎臼歯のアップライトなどについても，アライナーの特性を考慮すると適応ケースが多いと思われる（もちろん従来からの装置が使えないまたは使いたくないという患者に対しての1つの治療手段としての考えではあるが）．またさらにはこれより進んでLOTの分野として，PTMの改善の手段として側方歯の近心傾斜や，下顎前歯クラウディングの改善，上顎前歯のフレアリングの改善にも応用できる可能性がある．

　図1にLOTの分野におけるアライナーの適応が考えられるケースを示す．

2．アライナーには苦手な動きがある

　アライナーは移動の作動原理がエッジワイズと異なる．たとえば1̲が捻転しているようなケースで，

症例1：7̱のscissors' bite

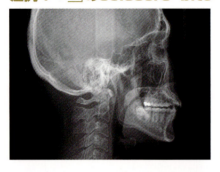

図5a　患者はブラキオフェイシャル傾向をもつskeletal class Ⅲ．

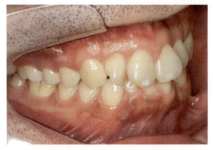
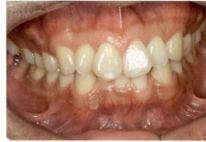
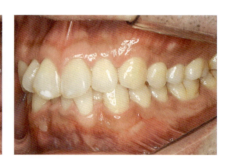

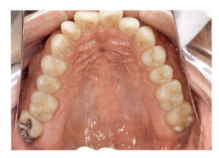
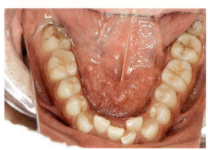

図5b　口腔内はAngle class Ⅲ．叢生は上下前歯部に限局していた．7̱が頰側に転位してscissors' biteとなっている．

　これを改善しようとすると，具体的には図2，3に示すように，繰り返し装着されたアライナーが歯面との間の点接触を面接触に変化させることにより，移動が生じる．このようにエッジワイズと移動の原理が根本的に異なることから，アライナーについては図4に示すように，挺出や回転については苦手な分野であるといえる．アライナー矯正では，上記に示したような苦手な移動用式を克服するために，歯の表面にアタッチメントを製作することが頻繁にある．このアタッチメントにより，つぎのステップでの新しいアライナーを装着した際にも，アライナー表面が歯の表面から浮いてしまうことを防ぐ効果を発揮し，アンフィットを防止している．

　しかし，適切な時間を守らないなど，コンプライアンスの悪い患者では移動対象歯がアライナーに追随することができず，歯の表面とアライナーの間にギャップが生じ，結果としてアンフィットが生じてしまう．アライナー装置とブラケット装置との間には，異なる移動に対する作用の違いがあり，術者はアライナー装置の苦手な点を十分認識しておく必要があるといえる．

3．シミュレーションによる治療計画だけでは不完全

　アライナー矯正でのシステムでは，印象や口腔内スキャンのデータと顔面，口腔内写真，エックス線写真などをアライナー製造会社に提出すれば，コン

第14章　LOTとアライナー

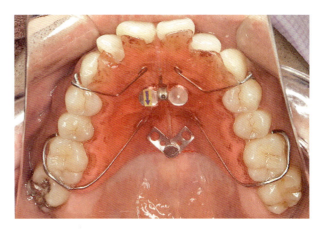

図5c　上顎はエキスパンダーで拡大後，レベリング．

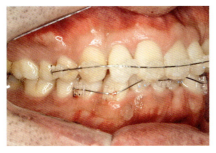
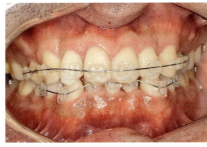
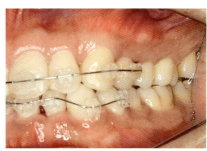

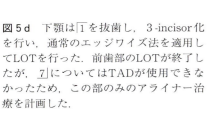
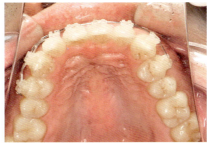
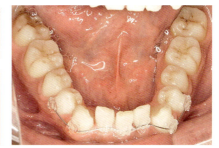

図5d　下顎は|1を抜歯し，3-incisor化を行い，通常のエッジワイズ法を適用してLOTを行った．前歯部のLOTが終了したが，7|についてはTADが使用できなかったため，この部のみのアライナー治療を計画した．

ピュータによるシミュレーションを元にモデルとなる治療計画が提示される仕組みとなっている．提示された治療計画は，場合によっては生体における歯の移動限界を無視しているなど，非現実的な場合もある．

4．歯科医師の介在なしでの矯正治療はありえない

　歯科医師がシミュレーションの問題点を十分理解し，移動の順序やアタッチメントの付与について，工夫を行ったうえでアライナーが製造されていれば，良好な治療結果に繋がると思われるが，単に提示されたシミュレーションを鵜呑みにして治療を継続していると，アライナーの不適合が生じてしまう可能性が高い．治療の経過によっては，歯科医師が判断し，再印象（再スキャン）を行い，治療の軌道修正を行うべきである．

5．患者任せきりではなく，定期的なモニタリングが必要

　仮に適切な治療計画を元に製造されたアライナーが存在し，たとえば30枚を患者に渡したうえで，それを使い切ったら再来院というかたちで治療が完結するのであろうか．残念ながら生体はシミュレー

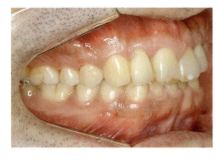
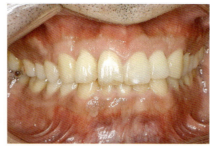
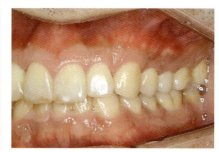
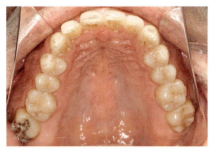
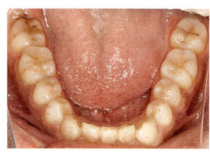

図5e　7|部のアライナー治療終了後．

ションどおりに動いてくれるとは限らない．歯科医師は適当なタイミングで歯の動きをモニタリングし，その時点での必要な処置を行う必要があることはいうまでもない．

6．アライナーの装着日数および時間を守ってもらう

　メーカーによってアライナーの厚さや素材が多少異なるため，1枚あたりのアライナー装着日数には幅があるが，通常1，2週間使用してからつぎのアライナーへ移行することが多い．

　アライナーには生物学的に無理のない範囲で，動かすことができる歯の移動量が組み込まれているが（通常0.何mm単位），この移動を達成するには，十分な装着日数が必要といえる．

　移動対象歯に十分な移動がないなかでつぎのアライナーに移行すると，アライナーと歯面との間にギャップ（隙間）が生じ，適合不良となる．たとえば，メーカーの指示が2週間であっても，術者の判断で20日間などと少し長めの使用期間を指示することもあるかもしれない．

　装着時間についても当然1日20〜22時間，食事とブラッシング時以外は常時装着するように指示することが肝要といえる．装着時間が十分ではないアライナーの使用は，1日のうちの非装着時に後戻りが生じるため，結果として"一歩進んで一歩下がる"というような動きとなり，歯牙移動が達成できない．

　多くの患者は，それなりにモチベーションがあり，コンプライアンスは低くない．しかし，なかには指示を十分守ってくれない一部のグループは存在する．そのような事態を避けるためにも，正しい装着日数や，時間の重要性をあらかめ患者に理解してもらうことは，大変重要である．

7．場合によってはブラケット，ワイヤーの装着が必要

　たとえコンプライアンスが良好で，装着日数や時間を順守している患者のグループでも，移動がアライナーの枠内に組み込まれた望ましい位置に追いつかず，残念ながらアライナーの不適合が生じてしまう場合もある．軽度の不適合の場合は，現状アライナーの装着日数や時間を増やす，1つ前のアライナーに戻って再スタートする，などで代用できる可能性がある．

症例2：アライナーによる上下前歯部のLOT

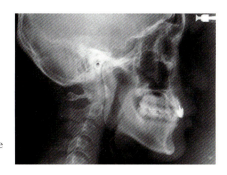

図6a 患者はブラキオフェイシャル傾向をもつskeletal class Ⅰ. denture系はAngle class Ⅰであり，臼歯部咬合は安定している．

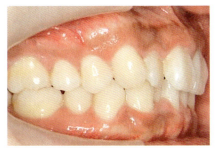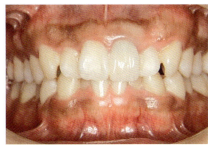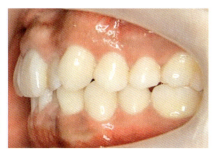
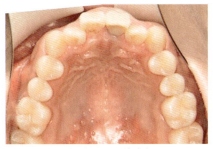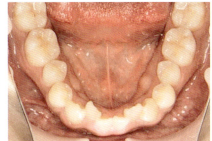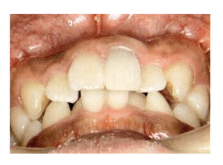

図6b 患者主訴は上下前歯部のクラウディング．

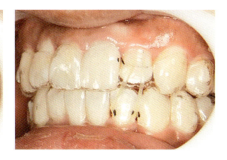

図6c アライナー治療の途中で|2 の挺出がうまくいかず，1/8 inchの顎間ゴムで挺出をはかっている．

　一方，アライナーと歯の表面との間で大きなギャップが生じている場合は，再印象（再スキャン）を行い，新しいアライナーを製作する必要が生じる．不適合の度合いによっては，現状のアライナーをトリミングしてブラケットを装着し，移動しなかった歯をLOTで動かして，リカバリーをはかることもある．

　アライナー矯正を希望する患者は，もともと審美的要求度が高いため，部分的であれブラケットやワイヤーが装着されることに対して敷居が高いと思われる．したがって，あらかじめ治療の前に不適合が生じた場合には，ブラケットやワイヤーを装着する場合もありうることも，十分患者に伝えておくことが重要である．

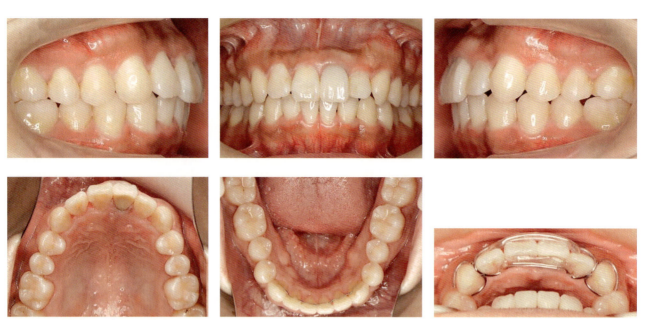

図6d 治療終了時．|2の挺出はやや不足しているが，カップリングは獲得できた．下顎は舌側の固定装置，上顎はクリップリテーナーで保定を行っている．

症例3：アライナーを再製作せずに仕上げたケース

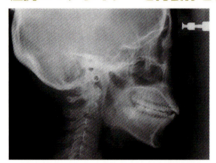

図7a 患者はブラキオフェイシャル傾向をもつ軽度のskeletal class Ⅲ．Angle class Ⅰで，叢生の程度は低い．

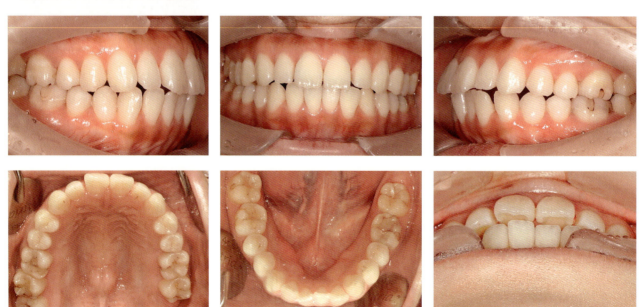

図7b 患者の主訴は下顎前歯部クラウディングと上顎中切歯のわずかな唇側傾斜であった．

第14章　LOTとアライナー

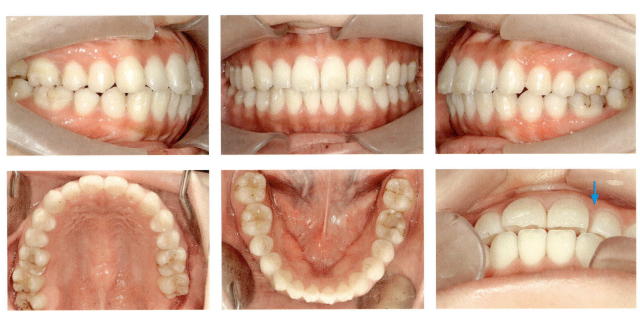

図7c 上下前歯部にIPRによるスペースをつくり，アライナー治療を終了したところ．治療期間は約3か月．この時点で2|1|，|1|2間にわずかなスペースが残存していた．通常であれば，再スキャンをしてアライナーの新しいセットをつくることになるが，スペースクローズの手段としてごく短期間パワーチェーンを使用することにした．

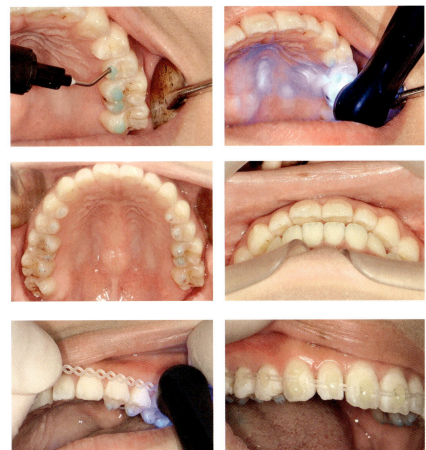

図7d 中切歯のさらなるリトラクションを行うため，わずかなバイトアップと上顎中切歯辺縁隆線の削合を行った．

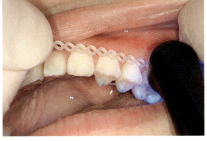

図7e パワーチェーンの装着．スペースは2週間程度で閉鎖した．

115

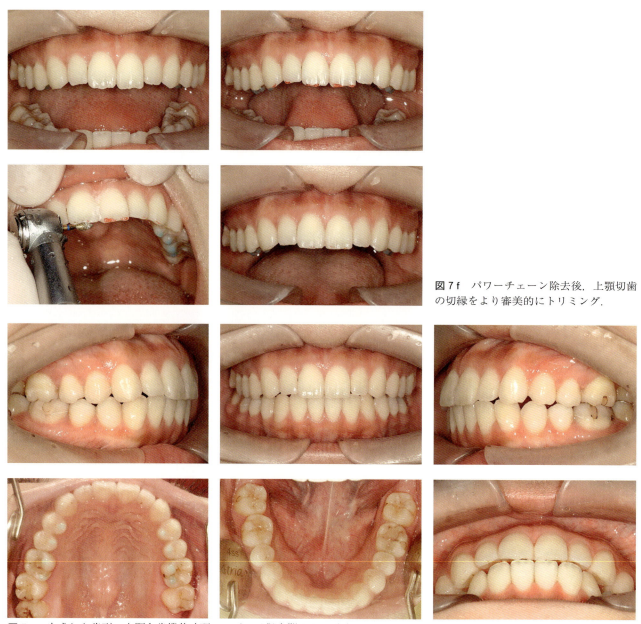

図7f パワーチェーン除去後,上顎切歯の切縁をより審美的にトリミング.

図7g 完成した歯列.上顎臼歯機能咬頭のレジンは保定期間中に遂次除去される.

最後にLOT適応でのケースを示す

1）scissors' biteの改善（図5）

患者主訴は上下前歯のクラウディングであった.骨格的にはブラキオフェイシャル傾向の軽度のskeletal class Ⅲであり,denture系もⅢ級傾向を示していた.治療方針はエキスパンダーによる上顎拡大および|1の抜歯による下顎の3-incisor化であっ

た.

臼歯部は7|を除いて安定して咬合しているため,この時点で上下前歯部のLOTとして治療を行い,7|については保定が始まった時点でTADによる改善を計画した.

前歯部の治療終了後,同部保定に入った時点でアンカースクリューの埋入を予定したところ,患者が外科処置に対して忌避感が強かったため,アライ

ナーによる改善に変更した.

　今回は，たまたま前歯部が主訴で7|のscissors' biteにアプローチしたケースであるが，もし7|のみを単独歯として移動させる場合であれば，7|のみ単独で動かすというアライナーが必要とされるであろう.

２）アライナーによる上下前歯部のLOT（図６）

　患者はブラキオフェイシャル傾向をもつskeletal classⅠ，denture系はAngle classⅠで，主訴は前歯の叢生であった.

　|2の挺出がアライナー単独ではうまくいかず，顎間ゴムを使用した.動的治療を終了後，保定に入った.

３）アライナーを再製作せずに仕上げたケース（図７）

　患者は，ブラキオフェイシャルの傾向をもつ軽度のskeletal classⅢ，Angle classⅠで，主訴は下顎前歯の叢生と上顎中切歯のわずかな唇側傾斜であっ

た.アライナーの最後のセットが終了した時点で上顎中切歯-側切歯間に少量のスペースが残存していた.通常であれば新たなアライナーのセットを再製作するかたちであるが，ごく短期間の固定式装置の使用でそれを回避している.

おわりに

　アライナー矯正は，その手軽さや審美性から術者，患者双方に対して，今後ますますニーズの高まることが予想される.とくに上下顎前歯のマイナークラウディングの改善については，審美的な観点からの患者ニーズが高く，もともとLOTでは数多く取り扱っている分野といえる.

　臨床の現場では，術者にとって一見アライナー導入のハードルは高くないように思われるかもしれない.しかし矯正の診断力を養い，さらにアライナー一本足ではなく，ある程度のエッジワイズのスキルを身につけたうえで，アライナーの臨床を進めていくことがトラブル回避の第一歩であるといえる.

参考文献
1．加治彰彦．今のうちにチェック！　アライナー矯正に詳しくなろう．第１回　矯正治療の方法を比べてみよう．歯科衛生士．2023；47（２）：59-67.

最後に

　GPはGeneral Practionerの略語である.

　GPは臨床のなかで,ペリオ,エンド,インプラント,補綴,外科処置などにおいて,それぞれ平均以上のスキルが求められている.矯正専門医がルーティンで行う矯正のほとんどはCOTであり,通常対象の患者はペリオや欠損をもたない.反面,LOTの対象となる患者は,ペリオや欠損の問題を同時に抱え,そもそも一口腔単位の問題を解決する手段としての矯正が求められていることが多い.この意味でLOTはGPが通常行っている感染のコントロールや補綴などを補完する治療であるといえる.

　もし素晴らしいクラウンを製作しようと思ったら,形成や印象などの補綴的なスキルが必要であることはいうまでもない.しかし良心的な歯科医師であるほど,(感染のない)正常な歯周組織の獲得がないなかでの歯冠補綴はありえないだろう.さらにより理想をめざすのであれば,歯の位置不正(malposition)を許した状態での補綴は,存在しないのかもしれない(もちろんLOTを適応するかどうかは選択肢ではあるが).

　この意味でLOTはGPが責任をもつ分野であり,その実践は治療のサービスと品質の向上につながる.仮に臨床で実践しなくても,矯正的な診断系にふれることは,あたかも違う方向から光をあてるように,不正咬合や顔貌,骨格,審美,ペリオなどに対しての見方を写しだしてくれる.

　図Aは,90年代はじめまでスミソニアン博物館にあったAngleのラボを再現した展示である.翻って,日本では近代矯正の祖が普通の人びとに展示されるほど,COTですらまだ一般的であるとはいいがたい.したがって,これからも当分の間,現場では不正咬合というバックグラウンドをもち,そのうえにう蝕やペリオ等の問題をかかえてきた患者に対応していかなくてはならない.GPと矯正家との間には依然大きな谷間があるが,そこにある広大な処女地の多くは,GPしか開墾できないであろう(図B).

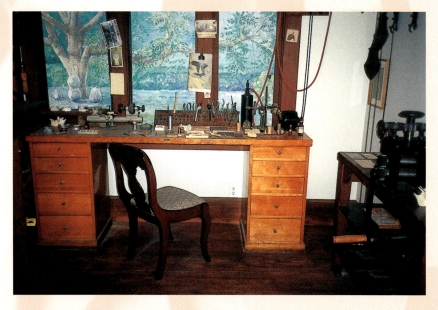

図A　米・スミソニアン博物館に再現展示されたAngleのラボ(現在は展示が変わっている).

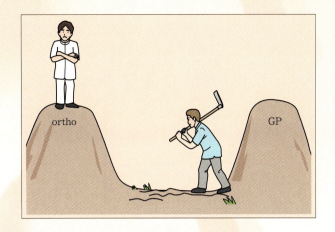

図B　LOTはGPが主役であり，責任をもつべき分野．

　LOTは，GPが責任をもつ分野である．LOTのコンセプトに基づいた診断スキルの習得と歯牙移動の実践はGPの臨床をより楽しいものにしてくれると確信している．

2025年4月

加治初彦

■ コラム：戦前にもいた矯正専門医

　大正デモクラシーが終わり，日本が中国で戦争を始めた昭和6年（1931年）の時点，すでに東京では矯正専門医として活躍している歯科医師がいた．そのうち何名かは米国のアングルスクールを卒業した後，専門医として活躍していた．寺木定芳（1907年入学）や松本茂暉（1924年入学）がその人びとである（松本の医院は新宿で整美会矯正歯科クリニックとして現在も続いている）．現代社会と異なり，矯正治療は決して普通の人びとの間で一般化しているわけではなく，米国と同様，日本でも上流階級もしくは富裕層のみを対象とするような特別な歯科医療であった．

　戦争直後の米国は，戦勝国であり，疲弊したヨーロッパと異なり世界中で一番豊かで成熟した国となった．結果として，人びととの間で矯正治療は爆発的に広がり一般化していった．現在の米国では，子どもが大人になる際の通過儀礼として考えられるほど矯正は普及している．反面，その後，遅れて豊かになった日本では，文化の違いからか成長期の矯正は米国ほど普及しているとはいい難い．逆に，超高齢社会を迎えたなかで，"切実なケース"の矯正は割合からすると日本のほうが多いのかもしれない（米国では歯を残そうとすると，医療費が高額になるという背景もあるが……）．

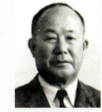

▲松本茂暉先生．

謝辞
　症例および各種資料の提供でご協力いただいた弘岡秀明，唐木俊英，栗林系次，末石研二の各先生がたと株式会社松風に深く感謝申し上げます．

[クインテッセンス出版の書籍・雑誌は，弊社Webサイトにてご購入いただけます．
PC・スマートフォンからのアクセスは…
歯学書 検索
弊社Webサイトはこちら]

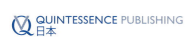

LOTを知る
考え方とその実践

2025年5月10日　第1版第1刷発行

著　　者　加治初彦（かじはつひこ）

発 行 人　北峯康充

発 行 所　クインテッセンス出版株式会社
　　　　　東京都文京区本郷3丁目2番6号　〒113-0033
　　　　　クイントハウスビル　電話(03)5842-2270(代表)
　　　　　　　　　　　　　　　 (03)5842-2272(営業部)
　　　　　　　　　　　　　　　 (03)5842-2279(編集部)
　　　　　web page address　https://www.quint-j.co.jp

印刷・製本　サン美術印刷株式会社

Printed in Japan　　　　　　　　　　　禁無断転載・複写
ISBN978-4-7812-1128-2　C3047　　落丁本・乱丁本はお取り替えします
　　　　　　　　　　　　　　　　　　定価はカバーに表示してあります